Volker Hoffmann

Vitametik
Eine Antwort auf Stress

ART & GRAFIK VERLAG

Impressum:
Originalausgabe © 2000
1. Auflage
ART & GRAFIK VERLAG
Fliederweg 16
76275 Ettlingen
Telefon 0 72 43 / 9 12 70
Telefax 0 72 43 / 94 92 20
eMail: art.grafik.verlag@t-online.de

Lektorat:
Dr. med. Sibylle Tönjes, Kiel

Buchgestaltung und Grafik-Design:
Werner Bentz & Hans-Peter Kiefer

Druck:
Badenia Offset, Karlsruhe

ISBN 3-927 389-32-3

VOLKER HOFFMANN

Vitametik

Eine Antwort auf Stress

Entspannung für Wirbelsäule und Nervensystem

Der Autor:
Volker Hoffmann, geboren 1963 in Bruchsal/Baden, ist Vitametiker und Heilpraktiker in eigener Praxis. Seit 1999 ist er Ausbildungsleiter beim Bildungsinstitut des Berufsverbandes für Vitametik® e.V. (BVV).

ZU DIESEM BUCH

Schon wieder ein neues Gesundheitsbuch? Es gibt doch schon unzählige davon. Die einen befassen sich mit speziellen Therapien, die anderen versuchen, verschiedene Gesundheitsthemen aus medizinischer oder naturheilkundlicher Sichtweise zu beleuchten.

Sie werden feststellen, dass dieses ein Gesundheitsbuch ist, das das komplexe Thema der Gesundheit, beziehungsweise Krankheit ursächlich zu betrachten versucht. Ich will dabei keine neue Gesundheitslehre propagieren sondern Zusammenhänge aufzeigen, die erkennen lassen, warum wir krank werden und wie wir gesund bleiben können.

Ursache vieler Beschwerden ist Stress. Trotzdem er zum Allerwelts- und Modewort degradiert wird, ist er als die Geißel unserer Zeit zu sehen. Warum ist Stress, das urtümliche Überlebenssystem unserer Vorfahren, der wichtigste Krankmacher unserer Zeit? Welche Auswirkungen hat er auf unsere Gesundheit im Allgemeinen? Wie wirkt er sich auf Muskulatur, Wirbelsäule und Nervensystem aus? Und was können wir tun, um mit Stress besser umzugehen?

Zu diesen Fragen will ich den fachlichen Hintergrund liefern und die Vitametik als Gesundheitspflege für Wirbelsäule und Nervensystem erläutern.

Sollten Sie die Methode noch nicht kennen, empfehle ich Ihnen zuerst die Fragen zur Vitametik ab Seite 125 am Ende des Buches zu lesen. Sie erhalten damit einen Einblick in die Methode und deren praktische Anwendung, wodurch die Zusammenhänge beim Lesen deutlicher werden.

Volker Hoffmann   Juli 2000

Ab in die Dertschi!

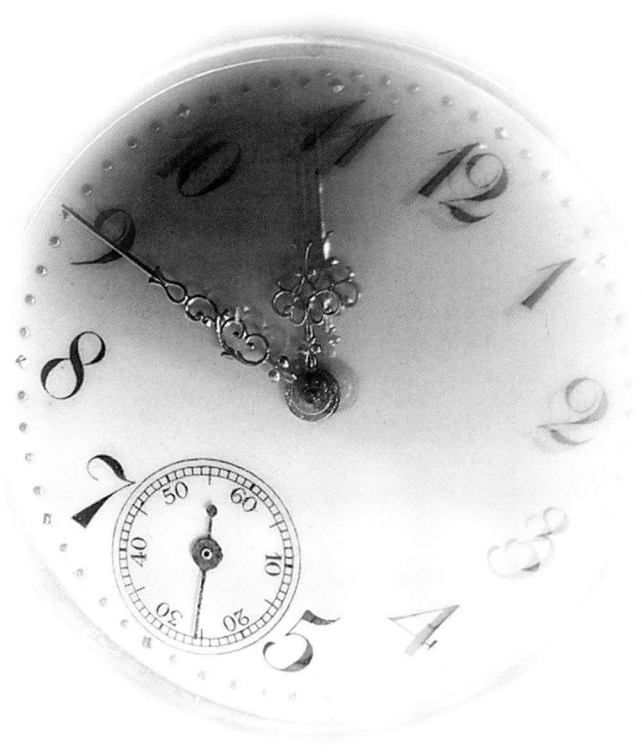

EINE ZEITREISE

Um uns darüber klar zu werden, was es mit Gesundheit, beziehungsweise auch mit Krankheit auf sich hat, müssen wir uns auf eine Reise zurück zu den Anfängen der Menschheit begeben.

Die Grundbedürfnisse der Menschen vorgeschichtlicher Zeit waren die gleichen, wie sie es für uns heutige Menschen noch sind: Ernährung, Bewegung und Licht. Der Unterschied, vor allem in der Nahrungssuche liegt darin, dass wir heute nicht mehr Beeren sammeln, Wurzeln ausgraben und auf die Jagd gehen müssen, um unseren Lebensunterhalt zu verdienen. Wir ernähren uns vielmehr aus den Regalen vom Supermarkt, in Restaurants oder Kantinen.

Vergegenwärtigen wir uns einmal eine Situation in der die Urmenschen einen Bären bekämpft und erlegt haben. Das Zusammentreffen mit dem Bären hat schon die erste Entscheidung gefordert. Kämpfen oder fliehen. Eine Entscheidung, die sehr schnell getroffen werden mußte. Dazu verhalf diesen Menschen ein natürliches Überlebenssystem, das wir heute mit Stress bezeichnen. Viele verschiedene Funktionen werden dabei in Gang gesetzt. Innerhalb von wenigen Sekundenbruchteilen wird Adrenalin ausgeschüttet, das Herz schlägt schneller, der Blutdruck steigt, die Pupillen weiten sich und die Muskulatur spannt sich an.

Nachdem die Steinzeitmenschen den Bären erlegt und in ihr Lager transportiert hatten, kam eine Zeit des Zurückziehens, der Erholung von den Strapazen. Abends am Lagerfeuer wurden die Erlebnisse des Tages ausgetauscht, es wurde gegessen und vielleicht zum Abschluß getanzt. Das war die unbewußte Antwort auf das was nach dem Stress der Bärenjagd den natürlichen

Ausgleich schaffte. Die durch den Stress gesteigerten Körperfunktionen konnten sich beruhigen, der Adrenalinspiegel sich normalisieren und die Muskeln sich entspannen.

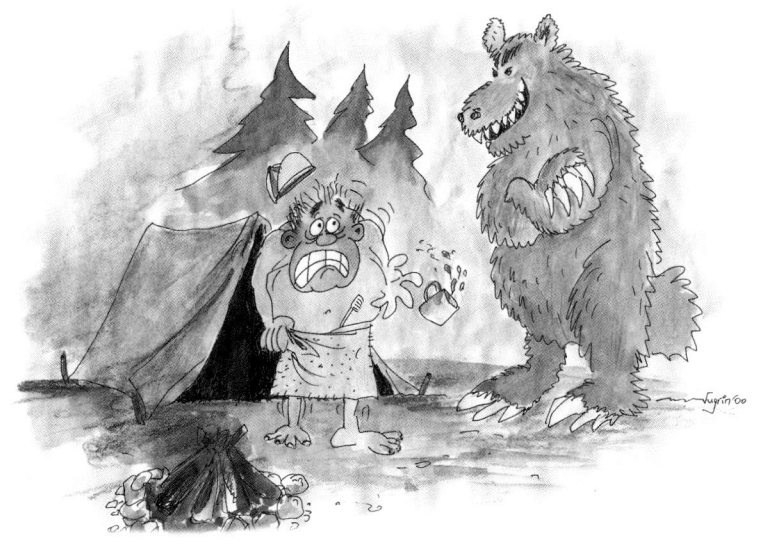

HIER UND JETZT

Statistiken zur Lebenserwartung der Menschen in den Industrieländern zeigen, dass wir immer älter werden, aber zu welchem Preis? Und werden wir tatsächlich älter? Bezogen auf die Statistik über das Älterwerden ist Vorsicht geboten, da früher die hohe Kindersterblichkeit mit eingeflossen ist, die wir jetzt glücklicherweise nicht mehr haben. Alte Menschen gab es schon immer, in jeder Epoche und in jeder Kultur. Wenn im Mittelalter hundert Menschen 80 Jahre alt wurden, gleichzeitig aber hundert Babys starben, so läßt sich leicht eine durchschnittliche Lebenserwartung von 40 Jahren errechnen.

Indem der Mensch im Laufe der Jahrtausende viele sinnvolle und sinnlose Dinge entwickelt hat, hat er sich damit gleichzeitig immer mehr an das Materielle gebunden. Wir „brauchen" unser Auto, den Kühlschrank, den Fernseher, den Computer, den Rasenmäher und viele andere Dinge zur Arbeitserleichterung, zur Zeitersparnis, zur Bequemlichkeit, zum „Abschalten". Trotzdem leidet der heutige 80jährige an durchschnittlich vier chronischen Krankheiten, was bei all dem Fortschrittsfrohlocken meist unerwähnt bleibt. Hier frage ich mich immer wieder, welchen Vorteil wir von einer Lebensverlängerung um jeden Preis haben, bei der das Alter für den Betroffenen eher Qual als Freude ist. Es erweckt doch den Anschein, dass alt werden nichts Erstrebenswertes mehr sei.

Weil dieses Thema in unserer Gesellschaft nur allzu gerne tabuisiert wird, werde ich es später noch genauer beleuchten.

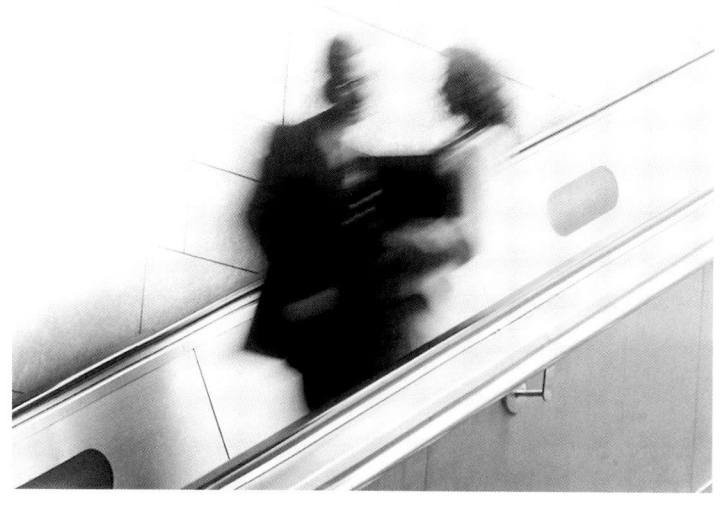

STRESS – DIE MODERNE GEISSEL

Stress ist nicht nur ein Modewort, sondern hat Auswirkungen bis in unseren Alltag. Da wir uns oftmals nicht darüber im Klaren sind, dass er entscheidend dazu beigetragen hat, wenn wir uns in unserer Haut nicht mehr wohl fühlen, wollen wir uns zunächst diesem Thema widmen.

Die Universalformel, die das Dilemma des heutigen Menschen beschreibt und auf den Punkt bringt lautet: Stress. Zum Allerwelts- und Modewort degradiert, wird es gern verwendet als Allzweckerklärung für die meisten Übel, die uns unser Fortschritt gebracht hat: Hektik, Leistungsdruck in der Familie oder im Beruf, Konkurrenzdenken, soziale Konflikte, Existenzängste, Unsicherheit, Magendruck, Herzrasen, Nackenverspannungen, Kopf- und Rückenschmerzen. Die Argumentation „zuviel Stress" haben wir immer und jederzeit parat. Stress erklärt und entschuldigt vieles, gilt sogar als Leistungsnachweis für die vielen Schlachten, in die wir im Alltag verwickelt wurden und unsere Wunden davongetragen haben.

Definition von Stress

Erstmals wurde Stress von Professor Hans Selye (1907–1982), einem österreichisch-kanadischen Biochemiker definiert. Nach Deutschland „importiert" wurde der Begriff erst in den 70er Jahren.

Ursprünglich stammt das Wort aus der Industrie, wo es Anspannung und Verzerrung von Metallen meint. Hans

Selye hat diesen Begriff in die Biologie übertragen, wo etwas ganz ähnliches gemeint ist: nämlich die Belastungen, Herausforderungen, Anstrengungen und Ärgernisse, denen wir als Menschen täglich durch Lärm, Hetze, Frustration, Schmerz, Angst und vieles andere, mehr oder weniger ständig ausgesetzt sind. Kurz: Anspannungen, Verzerrungen und Anpassungszwänge, durch die wir uns seelisch und körperlich unter Druck setzen (lassen).

Stress ist definiert als eine unwillkürliche (also automatische, vom Willen nicht beeinflußbare) Reaktion des gesamten Organismus auf alles, was als Bedrohung oder Herausforderung bewertet wird.

Stressoren

Die Herausforderungen mit denen wir es heute zu tun haben, werden als „Stressoren" bezeichnet. Sie lassen sich grundsätzlich in vier Gruppen einteilen:

1. Akute und zeitlich begrenzte Ereignisse:
   Sowohl Ereignisse wie der Geburtsprozeß, als auch einschneidende kurzfristig belastende Kindheitserlebnisse, die sich ins Unterbewußtsein eingraben. Aber auch bevorstehende Operationen oder Prüfungen.

2. Chronische, immer wiederkehrende Ereignisse:
   Ärger mit den Nachbarn oder Verwandten, mit dem Chef, dem Finanzamt und so weiter.

3. Ereignisse, die zu Dauerstress führen:
   Der Verlust des Partners oder des Arbeitsplatzes, was also eine ganze Reihe von anderen, belastenden Situationen zur Folge hat.

4. Stress-Dauersituationen:
   Ein Arbeitsplatz, der dauernd als belastend, überfordernd und quälend empfunden wird (zum Beispiel das, was man heute als „Mobbing" bezeichnet).

Die folgende Aufstellung gibt eine Übersicht der Stressoren, die als die am stärksten Belastendsten empfunden werden.

Bestimmte Lebensereignisse als (Dauer-)Stressoren
(Nach Wichtigkeit der Hauptstressoren)

- Tod eines Ehepartners
- Scheidung, Trennung
- Tod eines Familienangehörigen
- Eigene Verletzung oder schwere Krankheit
- Verlust des Arbeitsplatzes
- Ehestreit
- Schwangerschaft
- Sexuelle Schwierigkeiten
- Familienzuwachs
- Arbeitsplatzwechsel
- Erhebliche Einkommensveränderung
- Berufswechsel
- Geldschwierigkeiten
- Neuer Verantwortungsbereich im Beruf
- Kinder verlassen das Elternhaus
- Großer persönlicher Erfolg
- Ausbildungsbeginn- oder Ende
- Wohnungswechsel
- Sonstige Veränderungen (Freizeit, Schlaf, Ernährung, usw.)

Unser Stress wird nicht ausgelöst durch den Kampf mit einer Mammutherde, wilden Tigern oder Bären, sondern durch die ständig und schneller zunehmenden Reizquellen. Stress ist nicht mehr „Helfer in der Not", sondern wir werden in einen permanenten Spannungszustand gezwungen, dem wir täglich ausgeliefert sind. Die das normale Maß überschreitende Belastung ist zum Dauer- und Normalzustand geworden. Wir stehen unter Stress, weil wir mit viel zu viel Menschen auf viel zu engem Raum in Verbindung leben, weil wir Leistungen vollbringen müssen, zu denen wir kaum noch einen persönlichen Bezug haben, die uns überdies auch keine Befriedigung geben, weil wir uns wegen unserer Bequemlichkeit elektrische Heinzelmännchen erkaufen, die uns einem Elektrosmog aussetzen, der unser Gehirn aus dem Takt bringt. Unsere Sinne, die gut ausgerüstet sind für die Wahrnehmung der Natur, sind überflutet mit künstlichen Reizen, denen wir uns nicht entziehen können oder wollen. Unsere Augen, Ohren, die Nase und die Haut müssen Tag und Nacht Informationen aufnehmen und verarbeiten. Oft ohne Zeit, einmal ausreichend abzuschalten und sich zu erholen.

Sicherlich, viele sinnvolle Errungenschaften, sowohl in der Technik, als auch in der Medizin, sind für die Menschheit ein großer Segen und es wäre schlecht um uns bestellt, wenn wir sie nicht hätten und nutzen könnten. Doch dreht sich das Rad der technischen Innovationen und Veränderungen immer schneller, was vor allem ältere Menschen resignieren läßt.

Zu dieser extremen Situation einige eindrückliche Beispiele: 1865 schätzte man die Anzahl von wissenschaftlichen Veröffentlichungen auf 1.000 Stück, 1965 auf 100.000 Stück, und heute liegt eine vage Schätzung von 15 bis 20 Millionen vor. In jeder Minute wird eine neue chemische Formel erfunden. Alle drei Minuten wird ein neuer physikalischer Zusammenhang entdeckt. Jede fünfte Minute wird eine neue medizinische Erkenntnis gewonnen. Alle sechs Minuten erscheint in Deutschland ein neues Buch. Rund 600.000 Laborberichte, Doktorarbeiten und Facharktikel müßte ein Chemiker pro Jahr lesen, um in seinem Fach auf dem neuesten Stand zu bleiben.

Zur Reizüberflutung kommt noch der individuelle Stress im persönlichen Umfeld. Erwachsene in Beruf oder Familie sind ebenso betroffen wie Kinder. Durch die Umweltbelastungen und die Überforderung der Eltern kommen sogar Babys mit Stress-Symptomen auf die Welt. Die Geburt ist nicht das, was man sich unter natürlich vorstellt. Schon die Raumbedingungen des Kreissaals mit 20 Grad Raumtemperatur (die Mutterleibstemperatur beträgt 37 Grad), mit Neonlicht und allerhand Technik ausgestattet, vermittelt weder der Mutter noch dem Neugeborenen die notwendige Wärme, Geborgenheit und Gemütlichkeit. Handelt es sich dann noch um eine „schwere" Geburt mit Saugglocke oder Zange, läßt sich unschwer vermuten, dass Mutter und Baby extremen Stress-Situationen ausgesetzt sind. Wenn bereits hier der Grundstein für chronischen Stress gelegt und dieser durch die Kindheit noch aufrecht erhalten wird, so kann es bereits bei Kindern zu körperlichen und psychischen Problemen kommen.

Es gibt zahlreiche Ursachen, die im Kindesalter Stress auslösen können: die Leistungsgesellschaft mit ihren Erwartungen, das Fernsehverhalten, mangelnde Bewegung und falsche Ernährungsgewohnheiten gehören dabei zu den wichtigsten Stressoren.

Bei Erwachsenen sind es die Familien- und Partnerprobleme und Probleme am Arbeitsplatz, insbesondere die Anforderungen und der Leistungsdruck. Aber auch die scheinbar kleinen und alltäglichen

Belastungen können für uns Stress bedeuten: Termin- und Zeitnot, Hetze, Konkurrenzkampf, Ärger mit dem Chef, mit Kollegen oder Kunden, unerreichbare materielle Ziele, die zu hoch gesteckt waren, Lärm, Elektrosmog, Bewegungsmangel, Mißerfolge, Selbstzweifel, Sorgen, Verdruß, hoher Zigarettenkonsum, Kaffee und andere Genußmittel, zu viel und zu ungesund essen, aber auch Wetterwechsel und sonst noch vieles andere mehr. Die Stressforscher haben mittlerweile herausfinden können, dass sogar Langeweile Stress erzeugen kann, wenn es sich um permanente Unterforderung und Monotonie handelt.

Als Stress kann demnach alles bezeichnet werden, was vom Organismus als Herausforderung bewertet wird. In der Medizin spricht man von Stressoren, die eine Stress-Situation in unserem Körper auslösen und uns Lebensenergie rauben können. Immer mehr Menschen fühlen sich durch die extreme Zunahme der Stressoren erschöpft, leer, ohne Lebensfreude – typische Symptome des sogenannten Burnout-Syndroms, des völligen „Ausgebranntseins". Stress ist also eine Art Kriegszustand, in dem der Körper auf Hochtouren läuft und seine Energie verbraucht.

Erschwerend kommt hinzu, dass wir diese Stresskomponenten unterschätzen. Wir meinen, wir wären noch leistungsfähig, obwohl der Körper schon längstens auf Sparflamme läuft. Wir meinen, dass der Stress nur im Kopf ablaufe, und so quälend und lästig diese psychischen Prozesse auch sein mögen, so würden sie doch wenigstens nicht unser körperliches Wohlbefinden beeinträchtigen. Das ist ein gravierender Irrtum, denn in Wirklichkeit reagieren wir auf jeden Gedanken, auf jedes Bild, auf jede Situation immer auch körperlich.

Stressmechanismus

Um den Stressbegriff besser zu verstehen, müssen wir uns den im Körper ablaufenden Stressmechanismus näher betrachten.

Die Nebenniere wird durch den Hypothalamus, ein Steuerzentrum im Gehirn, zur Ausschüttung der Stresshormone Adrenalin und Cortisol veranlaßt. Das Herz beginnt schneller zu schlagen und der Blutdruck steigt an. Die Schweißproduktion wird angeregt. Die Pupillen weiten sich. Die Muskulatur spannt sich an, zunächst im Nacken. Dann spannt und strafft sich der ganze Körper.

Außerdem beeinflussen die Stresshormone den Stoffwechsel. Um Energie für die erwartete Kampf- oder Fluchtreaktion bereitzustellen, werden Nährstoffe aus ihren Depots freigesetzt, weswegen man nach längeren Phasen von Dauerstress auch abnimmt. Da diese Bereitstellung aber ungezielt verläuft, werden auch Eiweiße verfeuert. Die Herstellung der Eiweiße, die im Körper wichtige Funktionen innehaben, wird vermindert. Dazu zählen auch die Antikörper, so dass unser Körper in seiner Abwehr geschwächt wird.

Lärm erhöht das Infarktrisiko

Dass auch Lärm Stress bedeutet, stellt heute kein ernstzunehmender Stressforscher mehr in Frage. Ebensowenig wird angezweifelt, dass diese Art von Stress zu Krankheiten führen kann und unter anderem ein erhöhtes Herzinfarktrisiko bedeutet.

Wie bei jedem anderen Stressor, reagiert das Hormonsystem auch bei Lärm mit einer verstärkten Ausschüttung von Stresshormonen. Das Immunsystem wird geschwächt, wodurch die Anfälligkeit für viele Krankheiten zunimmt. Außerdem steigt der Cholesteringehalt des Blutes an. Nach längerer Zeit kommt es zu gehäufter Arteriosklerose, wodurch sich das Infarktrisiko erhöht.

Ergebnissen mehrerer Studien zufolge, die das deutsche Umweltbundesamt bekannt gab, gehen jährlich rund 2.700 Infarkt-Todesfälle auf das Konto des Verkehrslärms, wobei sich 1.600 dieser Fälle durch geeignete Lärmschutzmaßnahmen verhüten ließen.

Es gab Untersuchungen bei Bewohnern in der Umgebung des Berliner Flughafens Tegel. Dabei wurden Überflüge mit einer (noch relativ geringen) Geräuschbelastung von 55 Dezibel (dba) simuliert. Anschließend wurden Adrenalin- und Cortisolwerte gemessen, wobei sich eine erhebliche Steigerung zeigte, die sich später nicht mehr normalisierte. Diese Ergebnisse bestätigen auch andere Untersuchungen an Menschen, die jahrelang nachts erheblichem Verkehrslärm ausgesetzt sind. Selbst wenn durch Gewöhnung an den Lärmpegel ein ungestörter Schlaf möglich war, normalisierten sich die Werte nicht mehr. Das heißt, auch wenn man sich subjektiv mit dem Lärm arrangiert, lassen sich die objektiv nachweisbaren Auswirkungen auf die Gesundheit nicht wegdiskutieren.

Nach Berechnungen des Umweltbundesamtes ließe sich der Verkehrslärm durch Einführung leiserer Motoren, anderer Autoreifen mit geringeren Abrollgeräuschen, sowie Tempo 30 auf den Nebenstraßen innerhalb geschlossener Ortschaften derart verringern, dass eine Reduzierung der Infarkttoten um etwa 1.600 jährlich möglich wäre.

Der Körper gibt Signale

Unser Körper warnt uns, wenn wir ihm zuviel zumuten und er zu sehr belastet ist. Das Dilemma ist, dass wir uns auf die Stress-Situation konzentrieren, uns mit einem Problem auseinandersetzen und uns dann so sehr in unseren Gedanken verstricken, dass wir die körperlichen Signale ignorieren, was einer Wahrnehmungsblockade gleichkommt.

Auf einige dieser wichtigen Signale, die man häufig gar nicht mit Stress in direkte Verbindung bringt, möchte ich jetzt näher eingehen.

Verschiebung des Hormonhaushaltes

Durch Stress wird das Gleichgewicht des Hormonhaushaltes zugunsten der Stresshormone Adrenalin und Cortisol verschoben. Es kommt zu Stoffwechselreaktionen mit nachfolgender Kreislaufbelastung und erhöhtem Infarktrisiko. Bei chronischem Stress entwickeln sich Denk- und Lernschwierigkeiten und psychische Probleme, die sich zunächst „nur" als Frustration zeigen, aber bis zur Depression reichen können.

Arteriosklerose und Cholesterin

Durch ständige Stressreaktionen werden von den Stresshormonen immer mehr Fettsäuren freigesetzt, die sich nach und nach in Cholesterin umwandeln. Dieses wird in die Gefäßwände eingebaut, wenn es zu lange im Blut verbleibt, was die Arteriosklerose beschleunigt.

Schlafstörungen

Zu viel Grübeln und Nachdenken sind Stressfaktoren, die den Schlaf beeinträchtigen. Zu viele Stresshormone im Körper vermindern außerdem Qualität und Tiefe des Schlafs.

Schwächung des Immunsystems

In jeder Stress-Situation kommt es zu einer „überschießenden" Reaktion des Immunsystems, um eine Bedrohung oder Gefahr abzuwehren. Je öfter Stress entsteht und je länger er anhält, um so schneller erlahmt die Produktion von Antikörpern, die für das Immunsystem wichtig sind. Außerdem wird die Produktion von Interferon und Interleukin, zwei Botenstoffen, die uns vor Krebs schützen, gehemmt. Die Forschung schließt deshalb nicht mehr aus, dass Stress krebsfördernde Einflüsse hat.

Durch die stressbedingte Schwächung des Immunsystems ist zahlreichen Bakterien und Viren der Weg geebnet. In einer englischen Studie hat man Probanden fünf verschiedenen Erkältungserregern ausgesetzt mit dem Ergebnis, dass die stressgeplagten Teilnehmer eine signifikant höhere Anfälligkeit entwickelten.

In einer anderen Studie in San Francisco wurden Patienten untersucht, die mit Herpesviren infiziert waren. Bei denen, die sich in schlechter psychischer Verfassung befanden, wurden weniger Abwehrzellen und Antikörper im Blut nachgewiesen, als bei solchen, die fröhlich und zuversichtlich waren. So konnte sich bei der ersten Gruppe der Herpesvirus vermehren, und es traten die Symptome der Infektion mit Bläschen an den Lippen auf.

Vor allem die Psychoneuroimmunologie versucht derzeit, die Zusammenhänge zwischen Psyche, Immunsystem, Hormonsystem und dem übergeordneten Nervensystem aufzudecken. Nach heutigem Kenntnisstand finden die Wechselwirkungen zwischen Immun- und Nervensystem im Gehirn statt. Man weiß, dass dazu zwischen hormonellen Zentren und Immunzellen komplexe Vorgänge ablaufen, die allerdings bis heute wenig bekannt sind. Die direkte gegenseitige Beeinflussung erfolgt über ein Heer von spezialisierten Zellen, Hormonen und anderen Substanzen, die bislang nicht alle identifiziert werden konnten. Von denen, die bis jetzt gefunden wurden, ist die Funktion vielfach noch unbekannt.

In einer weiteren Untersuchung zum Einfluß einer psychischen Belastung auf die Immunfunktion wurden gesunde Personen mit Schnupfenviren infiziert. Zu Anfang der Studie wurde für jeden Probanden das Ausmaß psychischer Belastung als „Stressindex" festgestellt. Es gingen dabei sowohl belastende Lebensereignisse ein, die sich im Jahr vor der Untersuchung ereignet hatten, als auch aktuelle Überforderungen, negative Stimmungen und Gefühle.

Wie die Ergebnisse zeigten, hatten Probanden mit hoher psychischer Belastung ein um den Faktor 5,8 höheres Risiko, nach Einbringen der Viren in die Nase auch tatsächlich an Schnupfen zu erkranken, als Probanden mit niedriger psychischer Belastung. Der Stress hatte nachweislich eine Schwächung der Immunfunktion bewirkt.

Endorphine

Durch Stress werden auch vermehrt Endorphine, die sogenannten „Glückshormone" ausgeschüttet. Diese

Hormone waren für die Steinzeitmenschen wichtig, wenn sie im Kampf ums Dasein verwundet wurden. Dann nämlich wirken diese Hormone sehr hilfreich als „Schmerzkiller", sozusagen als körpereigenes Morphium. Als körpereigene Opiate unterdrücken sie sogar Angstgefühle. Andererseits führen diese Endorphine auch zu einer unrealistischen Wahrnehmung von Situationen und zu einer „High-Stimmung". Der sogenannte „Kick", den heute so viele überwiegend junge Menschen suchen, ist ein Beispiel hierfür. Bei Extremsportarten, aber auch beim Hochleistungssport kommt es zu massiver Endorphinproduktion, was dann für den „Kick" sorgt.

Der Nachteil ist allerdings, dass in diesen „High-Stimmungen" sehr viel Energie verbraucht wird und die körpereigenen Kraftreserven aufgezehrt werden. Der Körper kann dies nicht auf Dauer durchhalten, da sich sonst die Kraftreserven völlig erschöpfen. In niedriger Dosis, bei nicht übertriebener sportlicher Betätigung, wirken die Endorphine sehr wohl aktivierend, bei stärkerer Ausschüttung allerdings hemmend auf das Immunsystem.

Verdauungsprobleme

Viele Menschen leiden heute neben ernährungsbedingten auch unter stressbedingten Verdauungsproblemen. Zwischen den Verdauungsorganen und dem vegetativen Nervensystem besteht ein sehr enger Zusammenhang. Die Stresshormone veranlassen den Magen bei Stress zu einer gesteigerten Salzsäureproduktion und den Darm zu Verkrampfungen. In amerikanischen Untersuchungen werden sogar seelische Auslöser für das Versagen der Bauchspeicheldrüse vermutet.

Verspannungen

Es gibt keine Stress-Situation, mit der nicht gleichzeitig Muskelanspannung einhergeht, interessanterweise immer zuerst als Verspannung der Nackenmuskulatur. Auch das geht auf den Stress in seiner ursprünglichen Funktion als Überlebensprogramm zurück. Denn das Wichtigste, was es zunächst zu schützen galt war der Kopf mit seinem unersetzlichen Gehirn. Wir alle haben das schon erlebt, wenn wir in Angst- oder Schrecksituationen, also in akuten Stress-Situationen waren (was man übrigens bei Tieren sehr gut beobachten kann, wenn sich die Nackenhaare sträuben).

Wilhelm Reich, ein Schüler von Siegmund Freud, versuchte zu ergründen, was geschieht, wenn jemand etwas verdrängt, unterdrückt oder sonst auf eine neurotische Weise mit Konflikten umgeht. Er kam zu dem Schluß, dass der Körper mit muskulärer Anspannung reagiert. Diese Muskelkontraktionen werden im Laufe der Zeit zur Gewohnheit. Aus einer kurzfristigen Anspannung wird allmählich ein Muskelpanzer. Mit anderen Worten: Muskelverspannungen sind der körperliche Ausdruck von unterdrückten Stressimpulsen, die innerlich nicht zugelassen oder verarbeitet werden. Hält eine solche Anspannung an, gerät sie unter die Kontrolle von tieferen Gehirnzentren.

Wir verlieren die Kontrolle und die Macht über die nun ständig angespannten Muskeln, die wie leblose Teile einer Rüstung sind, mit der wir uns unbewußt vor den Problemen des Lebens schützen wollen. Da sich die Verhärtungen und Verspannungen des Muskelapparates allmählich der willentlichen Kontrolle entziehen, bleiben verstandesmäßige Versuche, eine Entspannung herbeizuführen, erfolglos.

Der Körpertherapeut und Feldenkrais-Schüler Thomas

Hanna hat diesen Zustand erstmals als „sensomotorische Amnesie" bezeichnet, worauf ich später noch
näher eingehen werde.

Sobald wir „Rückgrat beweisen" müssen, uns etwas
„im Nacken sitzt" oder wir eine „schwere Last auf den
Schultern tragen", drücken wir in unserer Sprache aus,
was sich in unserer Nackenmuskulatur als Anspannung
abspielt. Die Schmerzen können auch in ganz anderen
Körperteilen auftreten, da die Muskulatur wie ein Netz-
werk aneinandergekoppelt ist. Eine Verspannung im
Nackenbereich kann eine Verspannung im Lenden-
bereich nach sich ziehen. In diesem Fall vermutet man
meistens nicht, dass die Ischiasschmerzen oder der
Bandscheibenvorfall auf Spannungen der Nackenmuskulatur zurückgehen und diese wiederum auf die
Reaktion des Körpers auf Stress.

Irgendwann reagiert der Körper mit Schmerzen auf
den Dauerstress, wodurch häufig ein „Teufelskreis"
beginnt: Die instinktive muskuläre Reaktion auf einen
Schmerz wird selbst schmerzhaft und zum Symptom.
Thomas Hanna schätzt, dass über fünfzig Prozent aller
Patienten mit chronischen Schmerzen erst durch diese
chronische Schmerzreaktion zu Schmerzpatienten
geworden sind.

Ganzheitliche Sichtweise erforderlich

Da die Zusammenhänge um die Folgen von Stress in
der Bevölkerung noch viel zu unbekannt sind und in der
Medizin zum Teil sogar auf hartnäckige Ignoranz stoßen,
möchte ich in den folgenden Kapiteln auf diese
Thematik näher eingehen.

Eigentlich kann man Stress bei fast jeder Krankheit als Mitursache annehmen. Jeder Mensch besitzt bestimmte körperliche Schwachstellen. Der eine reagiert auf Stress mit Magendruck, der andere mit Kopfschmerzen, wieder ein anderer mit Herzrasen, Ohrensausen oder Rückenschmerzen. Der Körper sucht sich sein Ventil. Daher ist es wichtig, sich über den Zusammenhang des Stressgeschehens und dessen schädliche Folgen für die Gesundheit im Klaren zu sein. Nur dann kann gezielt etwas unternommen werden.

Stress in seiner ursprünglich natürlichen Funktion als Überlebensprinzip kann auch als „positiver" Stress, wenn er richtig verstanden und angewendet wird, wesentlich zur Gesundheit beitragen.

Professor Selye berichtet

An dieser Stelle möchte ich Herrn Professor Selye, den ersten und wohl wichtigsten Stressforscher selbst zu Wort kommen lassen. Er beschreibt Zusammenhänge des Stressgeschehens und wie man mit Stress umgehen sollte, damit er sich positiv auf die Gesundheit auswirken kann:

„Jeder kennt sich selbst am besten und wir alle können nach und nach ein Gespür dafür entwickeln, ob wir uns oberhalb oder unterhalb des für uns bekömmlichen Stressniveaus befinden. Wenn es eine Gefahr gibt, dann die, dass Menschen ihren eigenen Typ verkennen und sich mehr Stress zumuten, als sie ertragen können. Das sollte man jedoch vermeiden. Stress zu erkennen ist nicht schwer, wenn man sich selbst aufmerksam beobachtet. Wir haben festgestellt, dass es zwei Grundtypen von Menschen gibt: ‚Rennpferde' (Sympathikotoniker), die im Stress gedeihen und für die eine gewisse Aktivität und Hektik lebenswichtig sind, und ‚Schildkröten' (Vagotoniker), die Ruhe und Frieden und eine allgemein beschauliche Umwelt brauchen – etwas was die meisten Rennpferdtypen auf die Palme bringen würde. Ich kann mir für mich selbst keine schlimmere Folter vorstellen, als Tag für Tag am Strand liegen zu müssen, aber genau das finden die Menschen erstrebenswert.

Die eigene Einstellung entscheidet darüber, ob wir ein Erlebnis als angenehm oder unangenehm empfinden. Und die richtige Einstellung kann negativen Stress in positiven umwandeln. Für mich ist Arbeit nicht nur eine Verpflichtung, sondern ein Vergnügen. Das macht sie zum positiven Stress. Anstatt durch den Arbeitsrhythmus zermürbt zu werden, reizt mich die Herausforde-

rung und die Möglichkeit, etwas zu bewegen. Außerdem habe ich im Laufe der Jahre gelernt, unerfreuliche Vorkommnisse zu vergessen. ‚Mach es wie die Sonnenuhr, zähl die heitren Stunden nur!' Ich kann keinen Ärger mit mir herumtragen. Schließlich gibt die Natur auch dem größten Glückspilz nur ein begrenztes Maß an Energie mit, um dem Stress zu widerstehen und es wäre einfach dumm, sie an Ärger zu verschwenden.

Eigene Erfahrungen und meine wissenschaftliche Arbeit haben mich nach und nach eine Art Rezept für das beste Mittel gegen den Stress des Lebens entwickeln lassen. Als erstes gehört dazu, wie ich schon sagte, sein eigenes Stressniveau zu finden und festzustellen, ob man ein Rennpferd oder eine Schildkröte ist, und dementsprechend zu leben. Als zweites sollte man sich Ziele setzen und sich vergewissern, dass es auch wirklich die eigenen und nicht solche sind, die andere einem aufzwingen wollen. Und die dritte Zutat ist altruistischer (selbstloser) Egoismus – sich selbst der Nächste sein, indem man für andere da ist.

Man kann sich bemühen, ein guter Lehrer zu sein, ein guter Bäcker, ein guter Nachbar. Und dieses Ziel, sich immer nützlicher zu machen, kann man getrost sein ganzes Leben lang verfolgen. Es wird einem vor der schlimmsten aller modernen sozialen Stresserscheinungen bewahren, der Sinnlosigkeit.

Es sollte unser Ziel sein, **die** Arbeit zu finden, die am besten zu uns paßt. Um übermäßigem Stress zu entgehen, sollten wir uns ein Milieu (Familie, Chef, soziale Gruppe) aussuchen, das unseren mitgebrachten Neigungen entspricht, und eine Tätigkeit, die wir lieben und schätzen, und für die unsere Begabung ausreicht. Nur so schalten wir den Zwang aus, uns dauernd anzupassen – die Hauptursache von schädlichem Stress.

Arbeit strengt uns vor allem dann an, wenn wir glauben, versagt zu haben. Jede Stressperiode, wenn sie im erfolglosen Abmühen besteht, hinterläßt unauslöschliche chemische Narben, die, wenn sie sich häufen, zur Gewebeanspannung und -alterung führen. Eine noch so angespannte, erfolgreiche Tätigkeit hinterläßt keine Narben. Statt dessen gibt sie uns das Gefühl jugendlicher Kraft, selbst in weit fortgeschrittenem Alter.

Die erfolgreichsten unter den hart arbeitenden Menschen auf fast jedem Gebiet erreichen oft ein besonders hohes Alter. Man denke an Pablo Casal, Winston Churchill, Charles de Gaulle, Pablo Picasso. Sie alle waren erfolgreich bis hoch in die Siebzig, Achtzig oder gar Neunzig. Jeder Mensch kann lange und glücklich leben, wenn er in seinem bescheidenen Rahmen hart arbeitet, solange er nur seine Tätigkeit liebt und einigermaßen Erfolg hat. Ein Schreiner, der einen schönen Tisch herstellt, kann darin Erfüllung finden. Die Kunst ist, sich einen Beruf auszusuchen, der einem liegt und der angesehen ist. Der Mensch braucht Anerkennung; ständige Mißbilligung kann er nicht ertragen."

> *Wenn jemand sein Geld als*
> *Straßenkehrer verdient, dann sollte er*
> *die Straße so kehren, wie Michelangelo*
> *gemalt, wie Beethoven komponiert, wie*
> *Shakespeare sein Drama schrieb.*
>
> Martin Luther King jun.

Gerade die Berufswahl scheint mir im Hinblick auf die spätere Frustration, die in der heutigen Zeit sehr häufig zu beobachten ist, ein besonders wichtiges und einschneidendes Ereignis zu sein. Wie Professor Selye betonte, ist der richtige, beziehungsweise falsche Beruf für einen Menschen ein sehr bedeutender Faktor für die Gesundheit. Der **richtige** Beruf ist in der Regel verknüpft mit Zufriedenheit und Glück, der falsche mit Frustration und Krankheit. Oft stellt sich erst sehr viel später heraus, dass man vielleicht gar nicht den richtigen Beruf gewählt hat, oft muß man erst sehr viel Stress und daraus resultierendes Leid und Krankheit erfahren, bis man erkennt, dass es in irgendeiner Art und Weise mit der Arbeit, die man tagtäglich verrichtet, zu tun haben muß. Für viele ist dann, wie man so schön sagt „der Zug abgefahren" und sie meinen nichts mehr ändern zu können. Sie fügen sich in ihr Schicksal, werden immer frustrierter, kränker, aber auch mürrischer und ungenießbarer. Das wiederum wirkt sich negativ auf das Familienleben und die Kindererziehung aus. In solch einer verfahrenen Situation wäre es ganz besonders wichtig, sich wieder auf seine Neigungen und mitgebrachten Talente (die übrigens jeder auf seine Art und Weise besitzt) zu besinnen. Zu versuchen in sich hineinzuhören und von innen heraus zu empfinden, wo die Neigungen liegen. Wenn man dies schafft, so bieten sich genügend Möglichkeiten zumindest einen Ausgleich für die täglich zu verrichtende frustrierende Arbeit zu finden.

> *Die Lebensaufgabe eines Menschen ist die Beschützerin seines Lebens.*
>
> R. W. Emerson

In bezug auf den Beruf, der sicherlich eine wichtige Lebensaufgabe beinhaltet, sollten wir allerdings nicht zu allgemein und zu global denken, sondern wir sollten uns gerade hierüber sehr persönliche, eigene und in die Tiefe gehende Gedanken machen.

Wenn wir allein nur den Begriff **Be-Ruf** nehmen, sehen wir, dass in diesem Begriff das Wort **Ruf** steckt. Wenn ein Ruf an uns ergeht, ist es wichtig, diesen Ruf zu empfinden, ihn wahrzunehmen, zu beachten und **ihm zu folgen**. Er bezieht sich auf unsere Neigungen und Talente, die wir mitbringen, und die wir auch leben sollten. Ganz besonders wichtig ist deshalb das Alter, in dem sich junge Menschen für ihren Beruf entscheiden. Dies sollte unbeeinflußt von den Eltern und von materiellen Gesichtspunkten erfolgen. Denn die Empfindung, die von innen heraus sagt: „Das ist der Beruf den ich gerne erlernen möchte" zeigt den richtigen Weg. Hat man so seinen Beruf gefunden, lebt man gleichzeitig seine Berufung und kann trotz viel Arbeit, glücklich und zufrieden sein.

Auswirkungen des Fernsehens

> *Gib mir Fernseher und Hamburger,*
> *aber laß mich in Frieden*
> *mit deinem Gerede*
> *von Verantwortlichkeit und Freiheit.*
>
> *Aldous Huxley in: Brave new world*

Ein, heute wenig beachteter, weil zum Alltag gehörender, aber nach wie vor ernst zu nehmender Stressauslöser ist das Fernsehen. Bereits in den siebziger Jahren wurde nachgewiesen, wie negativ es sich auf den Körper auswirkt. Die Untersuchungen zeigten, dass jeder, auch noch so kurz dauernde, optische oder akustische Reiz schon nach einmaliger Einwirkung nachweisbare Änderungen im vegetativen Nervensystem verursacht, wie sie einer Stressreaktion entsprechen. Und das mit eiserner Konsequenz. Aus den nachgewiesenen Veränderungen von Stoffwechsel und Atmungsleistung konnte auf noch tiefgreifendere Veränderungen geschlossen werden: starke Beeinflussungen des Nervensystems mit allen Folgen des Stresses auf den Hormonhaushalt, das Immunsystem, auf Herz, Kreislauf und Organe. Auch der Zusammenhang zwischen optischem Stress und der Anfälligkeit für Krankheiten wurde deutlich. Die optischen Reize des Fernsehens werden zwar nicht von unseren Augen, aber so doch von den Nerven als Flackern registriert. Kinder sind in dieser Hinsicht noch weit anfälliger als Erwachsene.

Während wir fernsehen bewegen wir uns nicht, ein weiterer Negativfaktor. Wenn wir auch meinen, wir könnten durch das allabendliche Fernsehen „abschalten", ist das trügerisch, denn das Gegenteil ist der Fall. Stress wird natürlicherweise durch Bewegung abgebaut, was wir gerade dann, wenn wir vor der „Kiste" sitzen, nicht tun. Beim Fernsehen handelt es sich vielmehr nur um „Scheinbewegungen". Die schnellen Bildwechsel täuschen unserem Bewußtsein vor, wir würden uns selbst bewegen. Durch diese Täuschung wird unser Bewegungsdrang gestillt, ohne dass wir einen Schritt getan haben.

Es geht aber noch weiter. Häufig fühlen wir uns sogar körperlich müde und scheuen nun erst recht jede Bewegung. Die aufgestaute Spannung durch die Reizüberflutung wird nicht abgebaut und äußert sich in Nervosität und Verkrampfung. Fatale Folgen, über die heute so gut wie niemand mehr ernsthaft nachdenkt. Ohne zu übertreiben kann festgehalten werden, dass wir die Scheinbewegungen abbauen müssen, wenn wir die Folgeerscheinungen von Bewegungsarmut wie Herz- und Kreislauferkrankungen abbauen wollen. Was nichts anderes heißt, als entweder nicht, oder nur sehr wenig fern zu sehen und sich dafür mehr zu bewegen.

Hinzu kommt, dass der Fernseher ein sehr starker Kommunikationshemmer ist. Gespräche mit dem Partner über den abgelaufenen Tag wären ebenso geeignet sich von den Anspannungen zu lösen. Darauf wird automatisch verzichtet, wenn man schweigend vor dem Fernsehapparat sitzt.

In neuen Studien wurde ermittelt, dass nur wenige Menschen ohne Fernseher leben (oder auskommen?). Das Institut für Demoskopie in Allensbach ermittelte weder eine signifikante Zunahme, noch eine signifikante Abnahme des prozentualen Anteils der Nichtfernseher an der Gesamtbevölkerung in den letzten Jahren. Nach wie vor spricht man von einer geringen Zahl von ungefähr 1,5 Millionen „Abstinenzlern", die jedoch zahlenmäßig, gemessen an der Gesamtbevölkerung von über 80 Millionen, nicht ins Gewicht fallen. Es gibt hierzu eine Untersuchung über das Verhalten von Nichtfernsehern. Dabei trat zutage, dass die bewußten Nichtfernseher eine intensivere Lebenserfahrung, Zufriedenheit, innere Freiheit und Ruhe empfinden. Als wichtige Motive nennen sie alle kreativ-musische Aktivitäten, sowie die Weiterentwicklung des Bewußtseins und die Selbstfindung. Außerdem wird der Zeitgewinn als großer Vorteil betrachtet. Alles in allem konnte eine größere Zufriedenheit mit dem fernsehfreien Leben festgestellt werden.

Probieren Sie es selbst einmal aus. Lassen Sie Ihr Gerät für ein Jahr (damit sich die gesparte GEZ-Gebühr auch lohnt) abgeschaltet. Lesen Sie, machen Sie Spaziergänge, treffen Sie sich öfter mit Freunden, gehen Sie wieder mehr ins Theater, gehen Sie Ihren Hobbys nach, für die Sie ja so wenig Zeit haben. Spüren Sie in sich hinein, inwieweit der Fernseher schon eine dominante Rolle in Ihrem Leben eingenommen hat. Sollte dies der Fall sein, wäre es durchaus empfehlenswert an diesem Zustand etwas zu verändern, um des Wohlbefindens und um der inneren Freiheit und Unabhängigkeit willen. Seien Sie dabei aber ehrlich zu sich selbst. Und vor allem reden Sie sich nicht ein, beziehungsweise lassen Sie sich von Ihren lieben, um Sie stets besorgten Mitmenschen, nicht einreden Sie wären „komisch" oder gar „weltabgeschieden". Schließlich gibt es keine dringende, überlebensnotwendige Information, an die man nicht auch auf andere Art und Weise als durch das Fernsehen gelangen würde. Also, Sie sind weder komisch noch weltabgeschieden. Sie sind nichts weiter als ein freier und wacher Mensch, der ein Experiment wagt, um zu sehen inwieweit er sich von den materiellen und gesellschaftlichen Zwängen befreien kann. Probieren Sie es aus, denn „dem Überwinder wird die Krone des Lebens gereicht"!

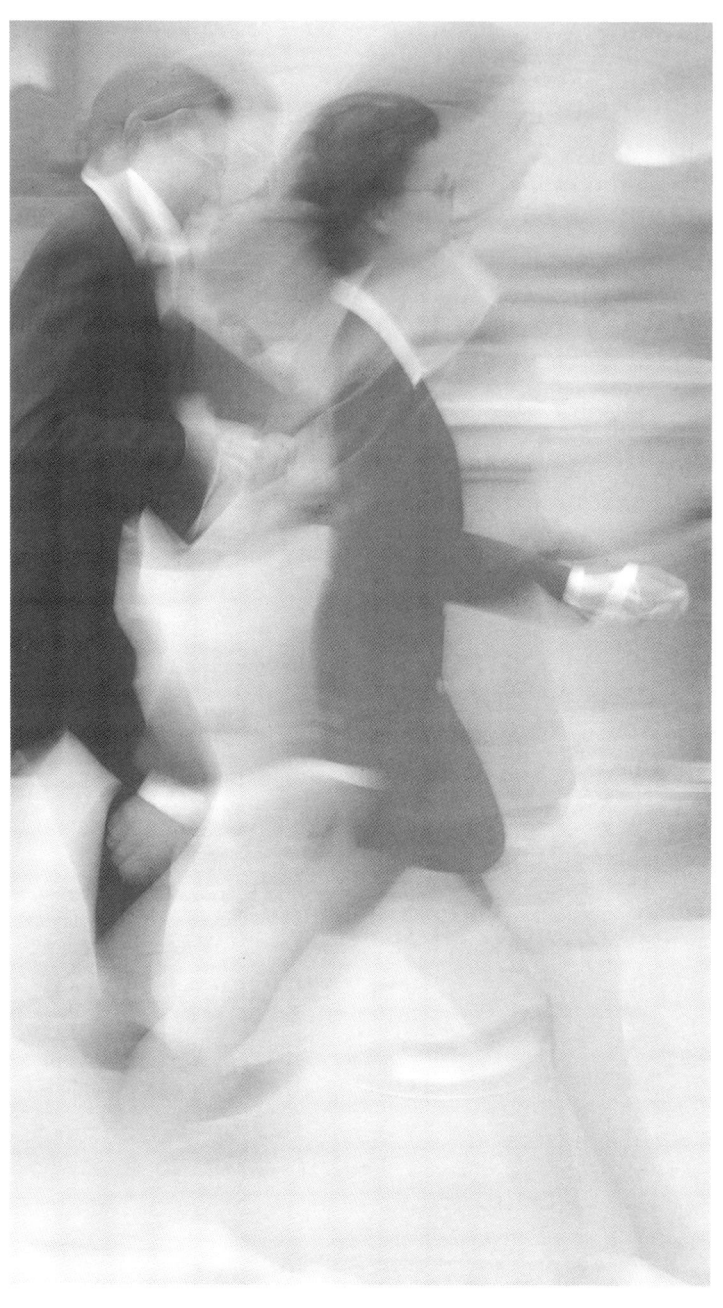

Stress – Wirkung auf die Muskulatur

Eine der unmittelbaren Stressreaktionen ist die Anspannung der Muskulatur. In der neueren Stressforschung spielt sie jedoch eine untergeordnete Rolle, da sich die Forscher mehr auf die Auswirkungen der Stresshormone konzentriert haben. Wie wichtig es allerdings ist, gerade diese Auswirkung von Stress zu analysieren, zeigen uns die gegenwärtigen Entwicklungen im Bereich der Volkskrankheit Nummer eins, den Rückenbeschwerden.

Wie wenig sich die Wissenschaft bislang mit der Auswirkung von Muskelanspannung beschäftigt, ist auch an den Methoden zu erkennen, die zur Behandlung von Rückenschmerzen und anderen Problemen des Bewegungsapparates eingesetzt werden. Der Orthopädie stehen Medikamente, Gymnastik, Massagen und Chiropraktik (Einrenken) zur Verfügung. Als letzte Möglichkeit eine Operation, wobei allerdings, so haben Untersuchungen gezeigt, von 100 Patienten mehr als ein Drittel nach einer Operation noch die gleichen Schmerzsymptome haben als wie zuvor. Die genannten Methoden zielen keineswegs darauf ab die Ursachen, nämlich die Muskelanspannungen, zu beheben, sondern bekämpfen nur Symptome.

Auch die schulmedizinische Diagnostik scheint an einem Punkt angelangt zu sein, wo sich Kosten und Nutzen nicht mehr die Waage halten. Oft werden beispielsweise bei Patienten mit akuten Rückenschmerzen wahllos bildgebende Verfahren eingesetzt.

Auf einem Kongreß brachte es ein Redner auf den Punkt: „Das ist ungefähr so, als würden Sie bei einem Schnupfen in den ersten zwei Wochen ein Kernspintomogramm der Lunge anfertigen." Denn nur bei jedem zehnten Patienten besteht tatsächlich eine Operationsindikation und häufig wird nicht nur unnötig diagnostiziert, sondern auch operiert. Mit der Konsequenz, dass, Studiendaten zufolge, mehr als ein Drittel aller Bandscheibenoperationen fehlschlagen. Die logische Schlußfolgerung: würde weniger operiert, könnten Kosten gespart werden und die Orthopäden würden wieder mehr Vertrauen in ihre Behandlung gewinnen. Denn einer weiteren Studie zufolge würde nur jeder fünfte von ihnen sich an den Bandscheiben operieren lassen.

Der Mensch an sich, insofern er sich seiner gesunden Sinne bedient, ist der größte physikalische Apparat, den es geben kann; und das ist eben das größte Unheil der neuen Physik. Dass man die physikalischen Experimente gleichsam vom Menschen abgesondert hat und bloß an dem, was künstliche Instrumente zeigen, die Natur erkennen, ja was sie leisten kann, dadurch beschränken und beweisen will.

Johann Wolfgang von Goethe

Es wird seitens der Medizin zwar anerkannt, dass muskuläre Anspannung und Stress eine weitaus größere Rolle spielen als die Wirbelsäule und die Bandscheiben. Es wird auch postuliert, dass gegen die frühere mechanistische Auffassung spreche, dass Rückenschmerzen mit dem Übergang vom Industriezeitalter mit harter körperlicher Arbeit in die Informations- und Freizeitgesellschaft nicht abnahmen, sondern dramatisch zugenommen hätten und zur kostspieligsten Krankheit in den westlichen Industrieländern geworden seien. Das Anerkennen der Tatsache, dass Rückenbeschwerden mit Stress zu tun haben, ist ein wichtiger Schritt in die richtige Richtung. Was bleibt, ist die Orientierungslosigkeit in der Herangehensweise an die Ursachenbehebung. Denn die Experten bestätigen, dass eine Behandlung chronischer Rückenschmerzen schwierig ist, da Medikamente, Massagen und Krankengymnastik kaum Linderung bringen.

Hier setzt die Vitametik an, da sie die ursächlichen, durch Stress ausgelöste Muskelanspannungen zu beheben versucht.

Muskelanspannung durch Stress

Auf jede Stressreaktion verspannt die Muskulatur im Nackenbereich. Studien haben diesbezüglich gezeigt, wie die genaue zeitliche Abfolge der Anspannung ist. Man ließ einen Probanden die Straße entlang gehen und startete direkt neben ihm plötzlich eine Fehlzündung. Folgendes ist passiert: Innerhalb von 14 Tausendstel Sekunden ziehen sich die Kiefermuskeln zusammen. Unmittelbar danach, etwa 20 Tausendstel

Sekunden später, folgt ein Zusammenziehen der Augen. Aber lange bevor dies geschieht, erhalten die Schulter- und Nackenmuskeln (insbesondere der Trapezmuskel, der mit seinen obersten Zacken an den ersten beiden Halswirbeln ansetzt) einen Nervenimpuls zum Zusammenziehen. Dadurch heben sich die Schultern und der Kopf wird nach vorne gezogen. Erst dann spannen sich durch die absteigenden Nervenimpulse auch Bauch- und Rückenmuskeln an. Dies ist ein Reflex, der bei jeder Art von Stress bei jedem Menschen immer gleich abläuft. Heute wird uns dieser, täglich mehrmals ablaufende Rückzugsreflex zum lästigen Übel, da er uns dauernd in Anspannung hält.

Atlas trägt die Welt

Jeder einzelne Wirbelkörper wird von circa acht bis neun Muskeln gehalten und bewegt. Eine Ausnahme bildet der Atlas, der erste Halswirbel. Er ist nach dem griechischen Göttervater Atlas benannt, da dieser, der griechischen Mythologie zufolge, die Erdkugel auf den Schultern trägt. Unser Atlas-Wirbel spielt ebenfalls eine wichtige tragende Rolle. Er trägt unsere „Welt", das heißt unseren fünf bis sieben Kilo schweren Kopf.

Der Atlas-Wirbel wird nicht, wie die anderen Wirbel, von acht bis neun Muskeln, sondern von sechsundzwanzig bis dreißig Muskeln bewegt, damit er seine Aufgabe, die Feineinstellung und Justierung (Ausrichtung) des Kopfes, erfüllen kann. Außerdem weicht seine „Bauart" von der der anderen Wirbel ab.

Der Atlas-Wirbel ist zusammen mit dem zweiten Halswirbel, dem Dreher (Axis), für sämtliche

Kopfbewegungen verantwortlich. Diese beiden sind die beweglichsten Wirbelkörper und gemeinsam mit dem siebten Halswirbel, dem Prominens (so benannt, weil er so prominent hervorsteht) auch die einzigen, die Eigennamen besitzen.

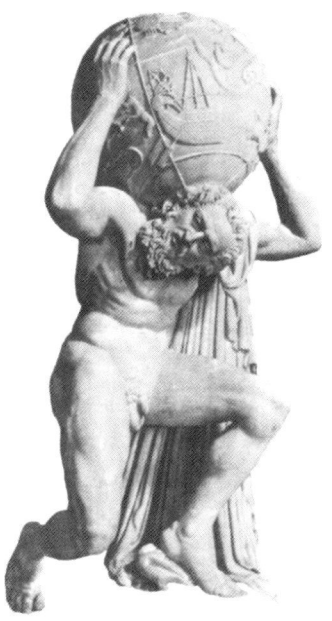

Der Göttervater Atlas der der griechischen Mythologie zufolge als Strafe für immer und ewig die Welt auf den Schultern tragen muß.

Bereits vor circa 2,5 Millionen Jahren erkämpfte sich der Homo sapiens erectus, der aufrecht gehende Mensch seinen Platz auf der Erde. Noch früher, nämlich zwei Millionen Jahre vorher, hat sich der noch affenähnliche Australopithecus aus dem Dschungel in die Savanne gewagt, wo sowohl der aufrechte Gang, als auch gute Augen von enormer Wichtigkeit waren. Die Zweibeinigkeit erlaubte einen guten Überblick, und die

Arme wurden frei zum Tragen. Die Devise lautete: selber schneller und genauer sehen als gesehen zu werden. So haben sich unsere Augen zu den besten Tagsichtgeräten in bezug auf die Farbsehfähigkeit und die Kontrastsichtfähigkeit entwickelt. Unser Auge kann circa acht Millionen Farbtöne (!) unterscheiden, so viel, wie kein anderes Lebewesen dieser Erde. Wenn wir uns jetzt vorstellen, dass für das Sehen eine sehr präzise Einstellung der Augen notwendig ist, können wir auch verstehen, dass diese Präzision auch für die Feineinstellung des Kopfes gilt. Da der Punkt unseres schärfsten Sehens sich genau in Netzhautmitte befindet, müssen die Augen exakt auf das Ziel, das wir sehen wollen, fokusiert werden, so dass die Mittelachsen der Augen und des Kopfes genau auf dieses Ziel gerichtet sind.

Um dies alles richtig bewerkstelligen zu können, bedarf es einer sehr fein justierbaren Muskulatur im Nackenbereich. Das ist der Hauptgrund, warum es hier, im Vergleich zu den anderen Wirbelkörpern dreimal so viele, fein aufeinander abgestimmte Muskeln gibt. Diese Stellmuskeln müssen überdies optimal mit Nerven versorgt werden, was über sehr gut ausgestattete Nervengeflechte funktioniert.

Homo sedens – der sitzende Mensch

Ist es mittlerweile nicht so, dass wir uns vom Homo sapiens erectus, also vom aufrecht gehenden Menschen, zum Homo sedens, zum sitzenden Menschen entwickelt haben? Sowohl wir Erwachsene als auch unsere Kinder sitzen zu viel. Dass zu vieles und zu langes Sitzen schlecht ist, wissen wir alle.

Den Grund für dadurch ausgelöste Verspannungen kennen aber die wenigsten. Wir halten nämlich beim Sitzen den Kopf in einer vorgestreckten Stellung, in der die Kopfgelenke, vor allem Atlas und Dreher, deren Bänder und insbesondere die Nackenmuskulatur über das normale Maß hinaus gedehnt und strapaziert werden. Das führt zwangsläufig zu Verspannungen.

Hinzu kommt noch, dass das Gewicht des Kopfes der Menschen in den Industrieländern in den letzten 50 Jahren um circa zehn Prozent zugenommen hat, was die Sache für die Muskulatur auch nicht gerade erleichtert hat. Im weiteren Verlauf werden natürlich auch die Bandscheiben der Lendenwirbelsäule über das gewöhnliche Maß hinaus beansprucht. Wenn beim Stehen ein Druck von hundert Prozent besteht, steigert sich dieser beim nach vorn gebeugten Sitzen gar auf bis zu 190 Prozent. Und doch wäre es falsch, deshalb immer bewegungslos und gerade zu sitzen, da dann Rückenschmerzen vorprogrammiert sind.

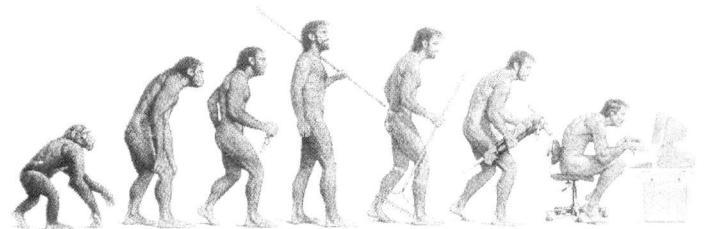

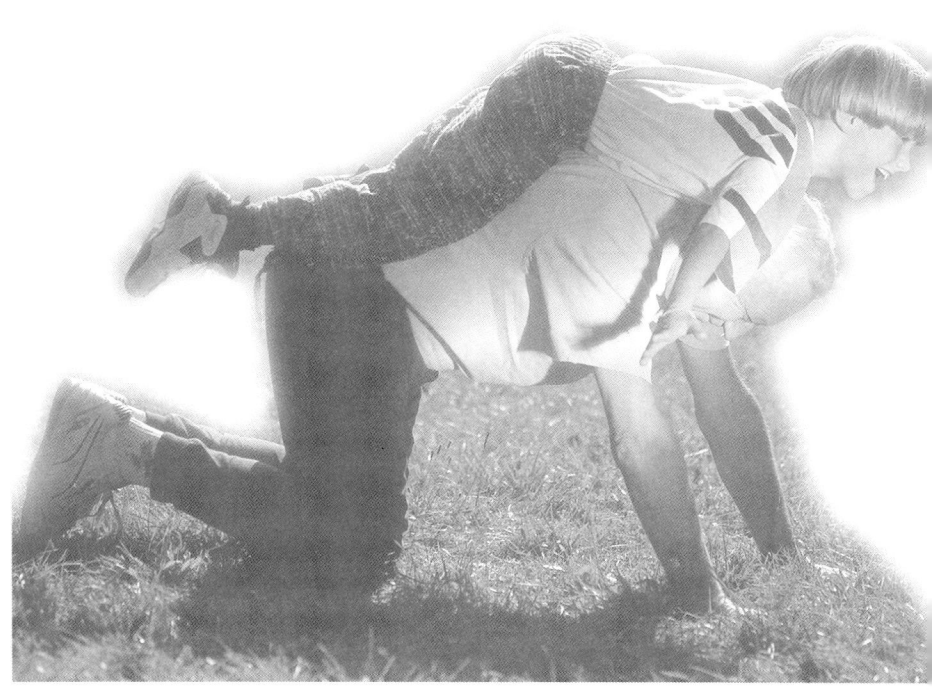

Bewegung für die Bandscheiben

Der Mensch, insbesondere seine Wirbelsäule, lebt von der Bewegung. Die zwischen den Wirbelkörpern liegenden Bandscheiben dienen als Stoßdämpfer und sind während des Tages ständigem Druck ausgesetzt.

Während der Nacht „saugen" sich die Bandscheiben wie ein Schwamm mit Flüssigkeit voll und geben sie tagsüber bei Belastung wieder ab. Deshalb können viele, vor allem jüngere Menschen feststellen, dass sie morgens um ein bis zwei Zentimeter größer sind als abends. Dieser Aufpumpmechanismus der Bandscheiben kann auch während des Tages durch längere Bewegung angeregt werden. Nie sollte man länger als einige Minuten stillsitzen. Auch bei Kindern ist dies wichtig, da bereits hier der Bewegungsmangel zu Spannungen in der Muskulatur führt, allen voran die Ansatzpunkte der Hals- und Nackenmuskulatur.

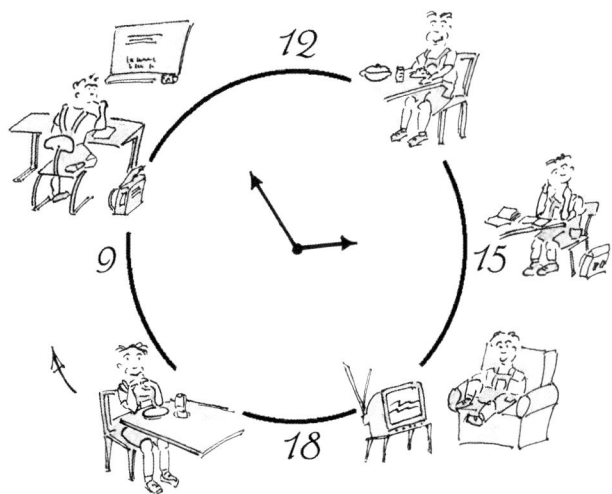

Der Tagesablauf eines Schulkindes

Die Nervenversorgung des Nackens

Im Nervensystem unterscheiden wir unter anderem Körpernerven und Hirnnerven. Die zwölf Hirnnerven, die direkt aus dem Gehirn entspringen (daher der Name), versorgen die Organe des Kopfes wie Augen, Ohren, Mund und Nase. Einer dieser zwölf Hirnnerven macht eine Ausnahme. Er versorgt insbesondere die Brust- und Bauchorgane wie Herz, Lunge, Magen und Darm und wird deshalb als Eingeweidenerv, umherschweifender oder vagabundierender Nerv bezeichnet, woraus sich auch sein Name, Vagusnerv ableitet (Vagus von Vagabund). Was für uns in diesem Zusammenhang wichtig ist, ist, dass dieser Nerv der Hauptnerv des parasympathischen Anteils des vegetativen Nervensystems ist.

Vielleicht kennen auch Sie die etwas vage Formulierung des Arztes, der sagt: „Bei Ihnen ist das Vegetativum etwas durcheinander geraten." Oft wird damit die Psyche gemeint, weil dieses Nervensystem tatsächlich die Vermittlerfunktion zur Seele, zu unserer inneren Weisheit hat. Dieser Vagusnerv spielt zusammen mit seinem Gegenspieler, dem Sympathikus die Hauptrolle bei jeder Art von Stress. In akuten Stress-Situationen erleben wir dies, wenn wir anfangen zu schwitzen, das Herz schneller schlägt, der Blutdruck steigt, sich die Muskeln anspannen, die Darm- und Blasentätigkeit eingeschränkt wird, oder es aber im Gegensatz dazu zur spontanen Blasen- oder Darmentleerung kommt.

Außer dem Vagusnerv versorgt noch ein anderer Hirnnerv nicht nur die Kopforgane: der Halsnerv (Akzessorius-Nerv). Er versorgt unter anderem zwei Muskeln des Nackenbereichs: den seitlichen Halsmuskel

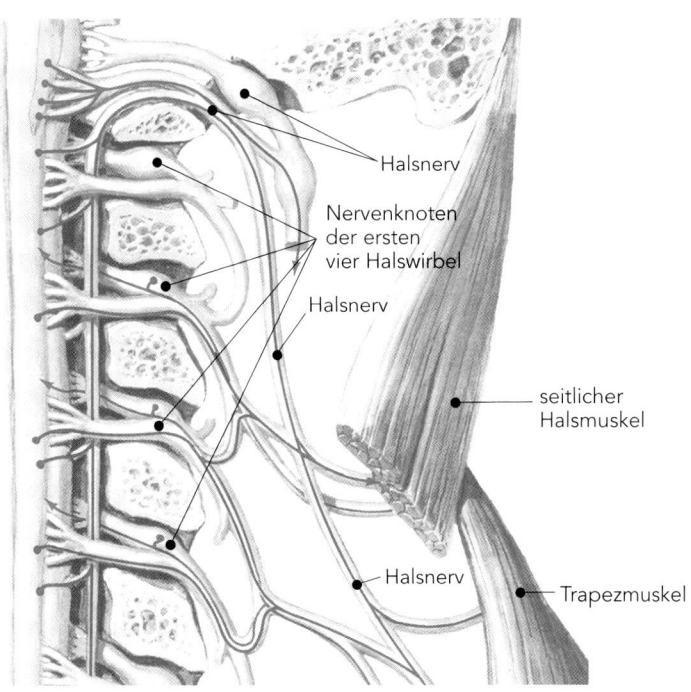

Der Halsnerv (Akzessorius-Nerv) versorgt den seitlichen Halsmuskel und den Trapezmuskel mit Nervenimpulsen.
Er steht zusätzlich mit den Nerven, die zwischen den ersten vier Halswirbeln austreten und die die übrigen Nackenmuskeln mit Nervenimpulsen versorgen, in Verbindung.

und den oberen Anteil des Trapezmuskels (siehe obenstehende Abbildung). Dieser Halsnerv spielt bei Stress ebenfalls eine wichtige Rolle und ist bei der Anwendung der Vitametik von zentraler Bedeutung.

Er durchbohrt den seitlichen Halsmuskel regelrecht und versorgt ihn dabei mit Nervenimpulsen aus dem Gehirn, beziehungsweise nimmt Informationen aus dem Muskel über dessen Anspannungszustand auf und leitet sie an das Gehirn weiter. Er zieht dann weiter zum Trapezmuskel und versorgt auch diesen mit Nervenimpulsen.

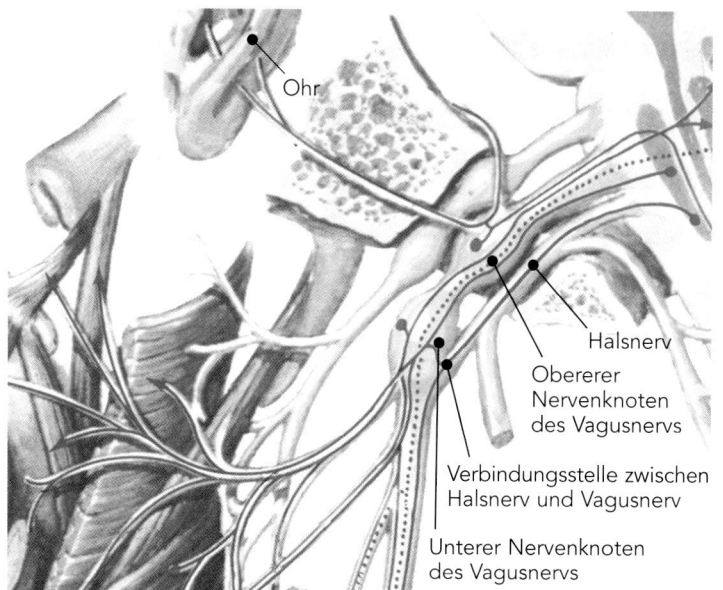

Ohr

Halsnerv

Obererer
Nervenknoten
des Vagusnervs

Verbindungsstelle zwischen
Halsnerv und Vagusnerv

Unterer Nervenknoten
des Vagusnervs

Der Vagusnerv hat seinen Ursprung im verlängerten Rückenmark.
Er leitet vom Gehirn Nervenimpulse in sämtliche Organe, beziehungsweise nimmt Informationen aus den Organen auf und leitet
sie an das Gehirn weiter. Wie aus der Abbildung ersichtlich ist,
steht er in seinem unteren Nervenknoten (Ganglion inferius nervus
vagi) in direkter Verbindung mit dem Halsnerv (Akzessorius-Nerv).

Hieraus ergibt sich der direkte Zusammenhang zwischen dem Stressgeschehen und der Anspannung der
Nackenmuskulatur, insbesondere dieser zwei Muskeln,
des seitlichen Halsmuskels und des Trapezmuskels. Der
Halsnerv hängt nämlich mit dem vorhin erwähnten
Vagusnerv zusammen. Ihre Ursprungskerne liegen in
unmittelbarer Nachbarschaft, manchmal gehen sie
sogar auseinander hervor (siehe obenstehende Abbildung). Diesen direkten, und von daher bedeutsamen
Zusammenhang zwischen Hirnnerven, Stress und
Muskulatur findet man ansonsten bei keinem einzigen

der über 150 Muskeln entlang der Wirbelsäule, außer bei den beiden hier beschriebenen.

Feinelektrische Nervenimpulse

Wenn von Anspannung die Rede ist, muß gleichzeitig auch von dem dadurch ausgelösten Druck auf die Nervenenden gesprochen werden. Hierzu müssen wir allerdings etwas tiefer in die biologische Trickkiste des Menschen greifen. Nerven selbst können weder Druck messen, noch können sie riechen, sehen oder schmecken. Das alles machen nämlich die an den Nervenenden sitzenden Rezeptoren (Reizempfangsorgane), die speziell dafür „konstruiert" sind, entsprechende Reize aufzunehmen. Es gibt zum Beispiel Druck-, Schmerz-, Riech- und Geschmacksrezeptoren. Allein im Nackenbereich gibt es circa 3.000 bis 5.000 Rezeptoren je Gramm Gewebe. Für unsere Betrachtung sind die Druckrezeptoren von besonderer Bedeutung. Entsteht ein Reiz in Form eines Druckes, so wird diese Information von den Druckrezeptoren aufgenommen und über die Nervenbahnen an das Gehirn weitergeleitet. Bei mehr oder weniger ständiger Anspannung bedeutet dies auch eine ständige Fütterung und Befeuerung des Gehirns mit der Information Anspannung.

Die genaue Funktionsweise ist folgende: Bei den Rezeptoren spricht man von einer Ruhefrequenz und einer Erregungsfrequenz. Ruhefrequenz heißt, dass kein Druck auf die Rezeptoren vorliegt. Diese Ruhefrequenz beträgt 25 Hertz (das sind 25 elektrische Impulse in der Sekunde). Ein gereizter Rezeptor reagiert gereizt, indem er eine um das 15- bis 20fache erhöhte Impulshäufigkeit zeigt, also eine Erregungsfrequenz von 300 bis 500 Hertz. Die Reaktionen laufen nach dem Alles-oder-Nichts-Gesetz ab. Unterhalb einer bestimmten Schwelle erfolgt keine Reaktion, oberhalb der Schwelle erfolgt eine zum Teil überschießende Reaktion. Das Ziel der vitametischen Entspannung ist, die Reaktionsschwelle nicht zu überschreiten. Beziehungsweise, wenn sie überschritten wird, diese durch Entspannung wieder zu unterschreiten, was einer Neugenerierung auf die Ruhefrequenz gleichkommen muß, wenn sie von Erfolg gekrönt sein soll.

Wichtige Nackenmuskeln

An dieser Stelle sollen nicht alle 26 bis 30, Atlas und Axis haltenden und bewegenden Muskeln beschrieben werden, das würde den Rahmen dieses Buches sprengen. Es sollen lediglich drei ganz spezielle Muskeln besprochen werden: der Trapezmuskel, der Schulterblattheber und der seitliche Halsmuskel.

Der Trapezmuskel (Musculus trapezius)

Er ist ein großer Muskel, der sich in drei Anteile gliedert. Einen oberen, der am Hinterhauptbein und an den Halswirbeln ansetzt, einen horizontalen, der seine Muskelansätze an der oberen Brustwirbelsäule hat und einen unteren Anteil, der an der mittleren bis unteren

Brustwirbelsäule ansetzt.

Der obere Anteil des Trapezmuskels wird vom Halsnerv versorgt, der wiederum mit dem Stressnerv, dem Vagus, in Verbindung steht. Die Folge ist, dass sich der obere Anteil dieses Muskels bei jeder Art von Stress zusammenzieht und seine Zacken, die an den ersten Halswirbeln festgemacht sind, ziehen diese aus ihrer ursprünglichen Lage. Hiervon sind insbesondere die beiden beweglichsten Halswirbel, Atlas und Axis, betroffen. Das hört sich dramatisch an. Wenn ich hier von Wirbelverschiebungen spreche, so meine ich nicht, dass sich dabei ein oder gar mehrere Wirbel „ausrenken" würden, oder dass Wirbel „blockiert" wären.

Was ich meine sind vielmehr subtilste und minimalste muskuläre Anspannungen, die Wirbelverschiebungen im Tausendstel Millimeterbereich zur Folge haben können. So minimal, dass diese Wirbelverschiebungen keine nennenswerten röntgenologische Befunde ergäben.

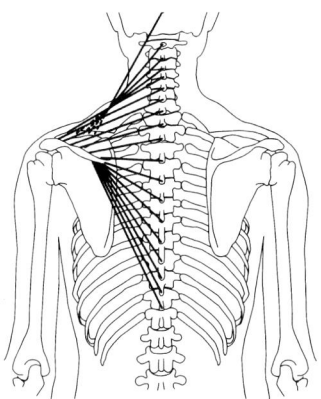

Der Trapezmuskel setzt mit seinen Muskelzacken am Hinterkopf und an den hinteren Fortsätzen der Hals- und der Brustwirbel an und zieht dann zur Schulter. Die oberen Zacken, die an den Halswirbeln ansetzen, werden direkt vom 11. Hirnnerv, dem Halsnerv, mit Nervenimpulsen versorgt.

Der Schulterblattheber (Musculus levator scapulae)

Ein weiterer Muskel, der für Verschiebungen der ersten Halswirbel verantwortlich ist, ist der Schulterblattheber. Ein Muskel der das Schulterblatt mit der Halswirbelsäule verbindet. Die Muskelansätze bestehen aus vier Zacken, die an den seitlichen Fortsätzen der ersten vier Halswirbel ansetzen. Diese Zacken sind wiederum mit den Sehnen anderer Halsmuskeln verbunden und bewirken dadurch das Zusammenspiel von Wirbelsäule und Schulterblatt.

Auch hier ist wichtig, dass eine Anspannung dieses Muskels eine seitliche Verschiebung der ersten Halswirbel (insbesondere wieder Atlas und Axis) zur Folge hat. Gleichzeitig kommt es noch zu einer leichten Drehung der Wirbel, da der Muskel von der Hals-wirbelsäule nach schräg hinten unten zum Schulterblatt zieht.

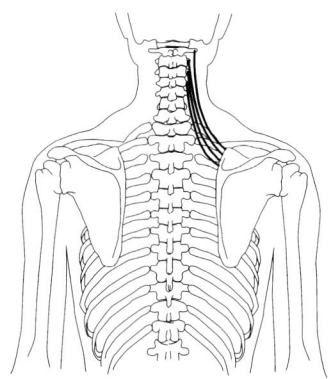

Der Schulterblattheber (Musculus levator scapulae) setzt mit seinen Muskelzacken an den seitlichen Fortsätzen der ersten vier Halswirbel an und zieht dann zum Schulterblatt. Er wird von einem Halsnervenbündel (C3), das indirekt mit dem Halsnerv in Verbindung steht, mit Nervenimpulsen versorgt.

Der seitliche Halsmuskel
(Musculus sternocleidomastoideus)

Dieser Muskel wird direkt vom Halsnerv versorgt. Also wird auch dieser Muskel, genau wie der Trapezmuskel, sich zuerst anspannen, wenn es zu einer Stressreaktion kommt. Er zieht vom Warzenfortsatz hinter dem Ohr zum Schlüsselbein, ein weiterer Anteil zieht nach vorne zum Brustbein. Es ist übrigens der Muskel, auf dem der Vitametiker seinen Entspannungsimpuls auslöst, worauf ich später noch zu sprechen komme.

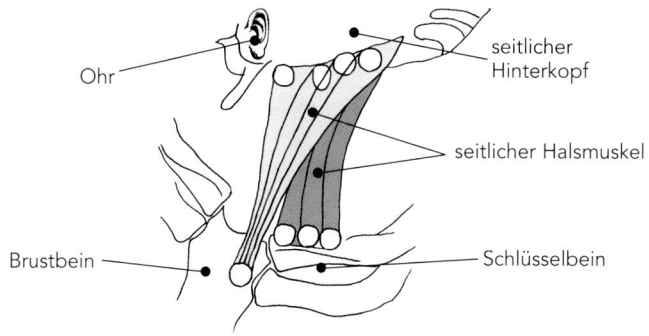

Der seitliche Halsmuskel zieht vom Warzenfortsatz hinter dem Ohr über das Schlüsselbein zum Brustbein.
Er wird vom Halsnerv mit Nervenimpulsen versorgt.

Der seitliche Halsmuskel ist dafür zuständig, dass wir den Kopf drehen und zur Seite neigen können. Ist er angespannt bedeutet das normalerweise nicht, dass wir ständig den Kopf auf eine Seite stärker neigen als auf die andere. Lediglich wenn der seitliche Halsmuskel auf einer Seite maximal verkürzt ist, das geschieht bei sehr starken Verspannungen, kann es zum sogenannten Schiefhals kommen. Die stressbedingten Anspannungen sind sehr fein und subtil und die Anspannung eines

Muskels kann durch die Gegenspannung eines anderen Muskels kompensiert werden, so dass der Kopf insgesamt geradesteht.

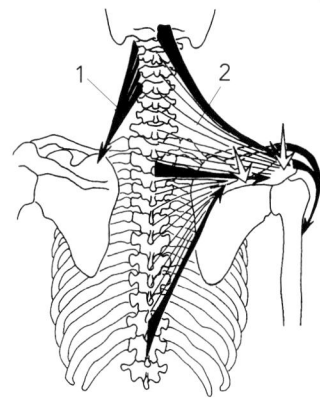

Auswirkung von Anspannung des Schulterblatthebers (1) und des Trapezmuskels (2), insbesondere auf die ersten Halswirbel.

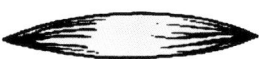

Länge eines Muskels
im **entspannten** Zustand

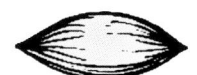

Verkürzung desselben Muskels
im **angespannten** Zustand

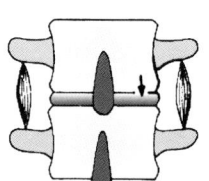

Zwei übereinanderliegende
Wirbel im **entspannten** Zustand

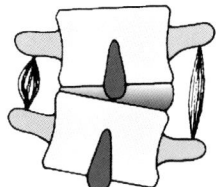

Dieselben Wirbel
im **angespannten** Zustand links

In dieser schematischen Darstellung wird deutlich, wie sich Wirbel der seitenunterschiedlichen Muskelanspannung anpassen und die Bandscheiben dadurch unter Druck geraten.

DAS PRINZIP DER KOMPENSATION

Der Körper nutzt alle Möglichkeiten des Ausgleichs. Auf die Muskulatur bezogen heißt das, dass auch eine Muskelanspannung ausgeglichen werden muß. Entweder durch Entspannung und wenn dies nicht möglich ist, durch Gegenspannung an anderer Stelle oder durch Schonhaltung.

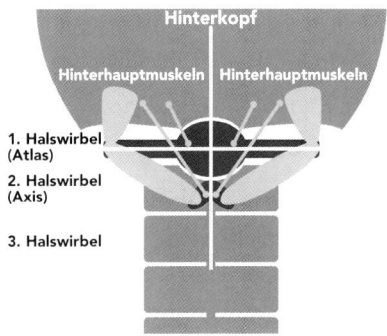

Schema der querverlaufenden Hinterhauptmuskeln
am Kopfansatz im entspannten Zustand.

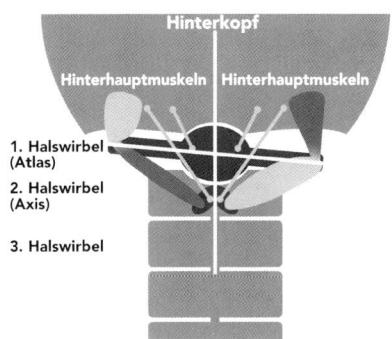

Schema der querverlaufenden Hinterhauptmuskeln
am Kopfansatz im angespannten Zustand.
Dadurch minimalste Lageveränderung des Atlas-Wirbels.

Was sich im Bereich der Halswirbelsäule abspielt, setzt sich analog über die gesamte Rückenmuskulatur fort. Einseitige Muskelanspannung an der Halswirbelsäule bedingt Gegenspannung weiter unten an der Brustwirbelsäule. Diese Gegenspannung wird wieder weiter unten an der Lendenwirbelsäule, wiederum durch Anspannung auf der gegenüberliegenden Seite ausgeglichen.

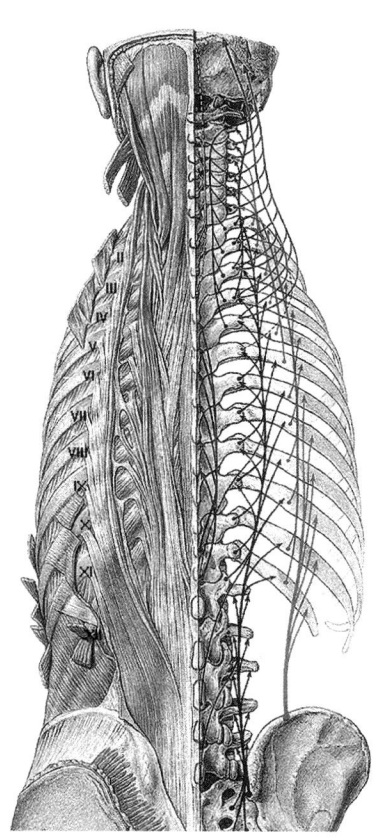

Die Nacken- und Rückenmuskeln (rechts schematisch) mit ihren Ansätzen entlang der Wirbelsäule.

Der Schein trügt

Wie Sie auf der Abbildung links sehen, setzen verschiedene Muskeln oft an den gleichen Knochenpunkten an.

Den Anfang einer stressbedingten Anspannung machen immer fast alle 30 Nackenmuskeln gleichzeitig. Möglich wird dies, weil der Halsnerv über Nervenknoten, die ich im Kapitel über die Vitametik noch näher beschreiben werde, direkt mit den Nerven der ersten vier Halswirbel, beziehungsweise indirekt mit deren Muskeln in Kontakt steht. Diese stehen dann wiederum mit den weiteren dreißig Nervenpaaren entlang der Wirbelsäule, die ihrerseits wiederum sämtliche 150 Rückenmuskeln versorgen, in Verbindung. Die Muskelanspannung setzt sich immer seitenunterschiedlich, kompensatorisch über die gesamte Rückenmuskulatur nach unten entlang der Wirbelsäule fort.

Hier werden Sie vielleicht die Frage stellen, weshalb sich die Anspannung nicht auf beiden Seiten der Rückenmuskulatur gleichermaßen bemerkbar macht. Die vielleicht banal erscheinende Antwort lautet: weil nicht alle Menschen gleich gebaut sind.

Die Verschiedenheit der Menschen

Es gibt auf dieser Erde über sechs Milliarden Menschen und keiner ist einem anderen genau gleich. Weder innerlich, von seinem Wesen her, noch äußerlich.

Nicht einmal eineiige Zwillinge sind völlig identisch. Unsere Körper sind auch unterschiedlich, was den Aufbau, die Größe und die Form der inneren Organe, der Knochen und auch der Muskeln betrifft. Sogar da wo Organe, Knochen und Muskeln paarweise angeordnet sind, gibt es Unterschiede. So unterscheidet sich zum Beispiel die linke Niere von der rechten in ihrer Form und Größe.

Auf den kleinen Bereich des Nackens übertragen ergeben sich diesbezüglich interessante Aspekte. Kernspintomographische Aufnahmen des Nackens haben gezeigt, dass weder die Wirbelkörper noch die Blutgefäße, Nerven oder Muskeln seitengleich identisch sind. Oft existieren für eine Struktur so viele verschiedene Aussehensmöglichkeiten, dass sie kaum bei zwei Menschen gleich sind. Manchmal treten auch sogenannte Varianten auf.

So findet sich nur bei dreißig Prozent der Menschen im Nackenbereich ein ganz bestimmter Muskel, der vom Warzenfortsatz, einem kleinen Knochen hinter dem Ohr, zum seitlichen Fortsatz des Atlas-Wirbels zieht.

Ein anderer Muskel, der ebenfalls am Atlas ansetzt, ist nur bei 60 Prozent der Menschen anzutreffen.

Beim Schulterblattheber (siehe Abb. Seite 56) kann die oberste Muskelzacke, die am seitlichen Fortsatz des Atlas-Wirbels festgemacht ist, auf einer Seite fehlen. Sobald sich der Muskel anspannt muß sich dies folgerichtig einseitig auf den ersten Halswirbel auswirken. Manchmal fehlt diese Muskelzacke aber auch auf beiden Seiten. Oder beide sind zwar vorhanden, aber eine ist wesentlich schwächer ausgeprägt als die andere.

Außerdem kann die Nervenversorgung der Muskeln unterschiedlich sein. Beim Schulterblattheber können die Bewegungsnerven für die obere Muskelzacke fehlen. Manchmal sind Nervenstränge auf einer Seite dicker als auf der anderen, entsprechend unterschiedlich ist die Kraftentfaltung auf beiden Seiten, was wiederum unterschiedlichen Zug an den Wirbelkörpern zur Folge hat.

Zug und Gegenzug

Generell handelt es sich um ein sehr fein abgestimmtes Prinzip von An- und Entspannung, von Zug und Gegenzug. Die Wirbelsäule spielt hierbei eine vollkommen untergeordnete Rolle, da sie sich lediglich den unterschiedlichen Spannungszuständen der Muskulatur anpaßt. Die Wirbelkörper sind nicht mit Bewegungsnerven versorgt, können sich also nicht selbständig bewegen. Daher sind alle funktionellen Fehlstellungen der Wirbelsäule muskulär bedingt, sowohl Skoliosen (seitliche Verkrümmung der Wirbelsäule), als auch Rundrücken und Hohlkreuze. Sogar Abnutzungserscheinungen entstehen nicht von heute auf morgen, sondern entstehen dort, wo ein Knochen einseitig belastet wird.

Hat jemand beispielsweise Schmerzen und Arthrose (Abnutzung) am linken Knie, stellt sich zunächst die Frage, warum ausgerechnet das linke Knie betroffen ist. Ein Blick auf die Abbildung auf Seite 64 zeigt den Zusammenhang. Kommt es aufgrund einer muskulären Disbalance in der Rückenmuskulatur zu einem Beckenschiefstand, wird ein Bein ständig mehr belastet als das andere. Wenn es sich vielleicht auf den Moment gesehen auch nur um ein paar Gramm handelt, so können sich diese paar Gramm, jeden Tag über viele Jahre und Jahrzehnte gesehen zu Tonnen addieren. Irgendwann ist dieser Druck auf das Knie, oder auch auf die Hüfte einfach zuviel, die Abnutzung beginnt und nimmt ihren Lauf. Der Körper gibt jedoch ein erstes Signal. Schmerz. Ein Zeichen, dass etwas verändert werden sollte. Aber was? Der Körper kann von sich aus nichts ändern, denn er kennt die festgefahrene Situation nicht anders. Wie ist also der weitere Verlauf? Früher oder später steht

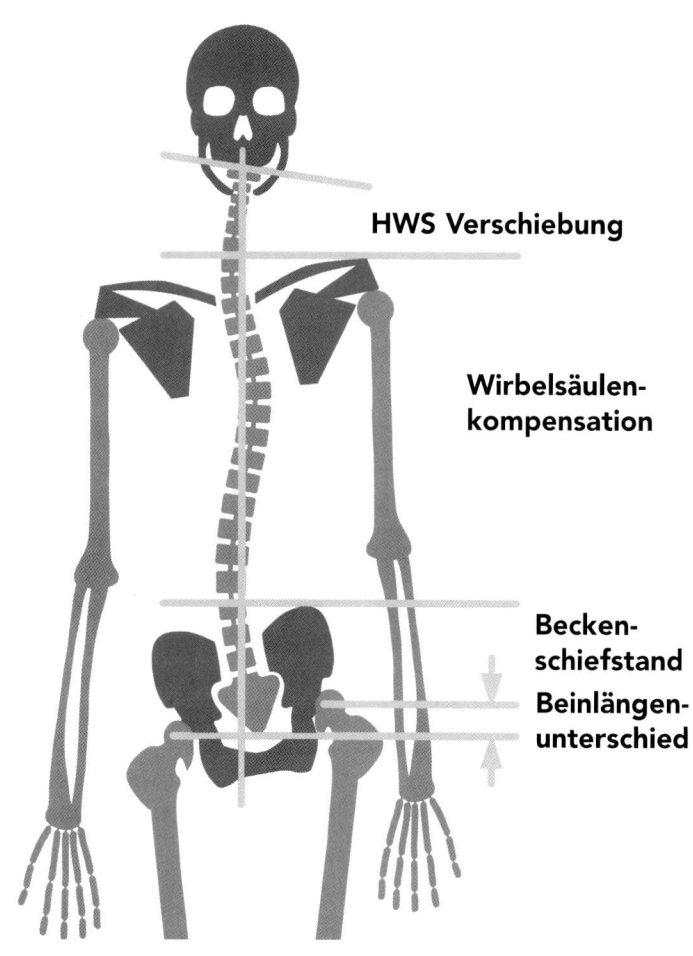

HWS Verschiebung

**Wirbelsäulen-
kompensation**

**Becken-
schiefstand
Beinlängen-
unterschied**

Durch Stress ausgelöste, ursächliche Muskelanspannung
im Bereich der Halswirbelsäule kommt es zur wechselseitigen
Anspannung der Rückenmuskulatur. Die Wirbelsäule wird in eine
Fehlhaltung gezwungen. Es kommt zum Beckenschiefstand mit daraus resultierendem Beinlängenunterschied.

eine Operation mit künstlichem Kniegelenk an. Ist damit
aber gleichzeitig die Ursache behoben? Natürlich nicht,
denn der Beckenschiefstand besteht weiterhin und
irgendwann ist dann mit großer Wahrscheinlichkeit, auf-

grund einer Schonhaltung, auch das andere Knie fällig. Dass es hierbei um harte Fakten und Realitäten geht, zeigen die zigtausend Operationen, bei denen künstliche Hüft- und Kniegelenke implantiert werden.

Wäre es in Anbetracht der prekären Situation, sowohl für die Unzahl der Betroffenen, als auch für den Finanzsäckel des Gesundheitswesens, nicht besser alledem rechtzeitig vorzubeugen? Prävention ist das Stichwort. Und hierbei fällt der Vitametik eine wichtige Rolle zu. Sie sollte bereits bei Kindern, sogar bei Babys vorbeugend eingesetzt werden. Auch bei ihnen finden wir Anzeichen von Stress, da sie oftmals Disbalancen in der Muskulatur aufweisen, wie sich in der Praxis auch immer wieder feststellen läßt.

Probleme mit dem Bewegungsapparat, speziell Rückenprobleme, die früher, wie viele andere stressbedingte Krankheiten auch, erst bei der älteren Generation zu finden waren, sind heute auch bei den Jüngeren schon fast zur Normalität geworden.

Wenn sich nun die Muskulatur durch mehr oder weniger permanenten Stress über Jahre hinweg in Anspannung befindet, stellt sich natürlich die Frage, ob der Körper dann noch in der Lage ist, aus sich selbst heraus diese Anspannung zu lösen. Das soll uns im nächsten Kapitel näher beschäftigen.

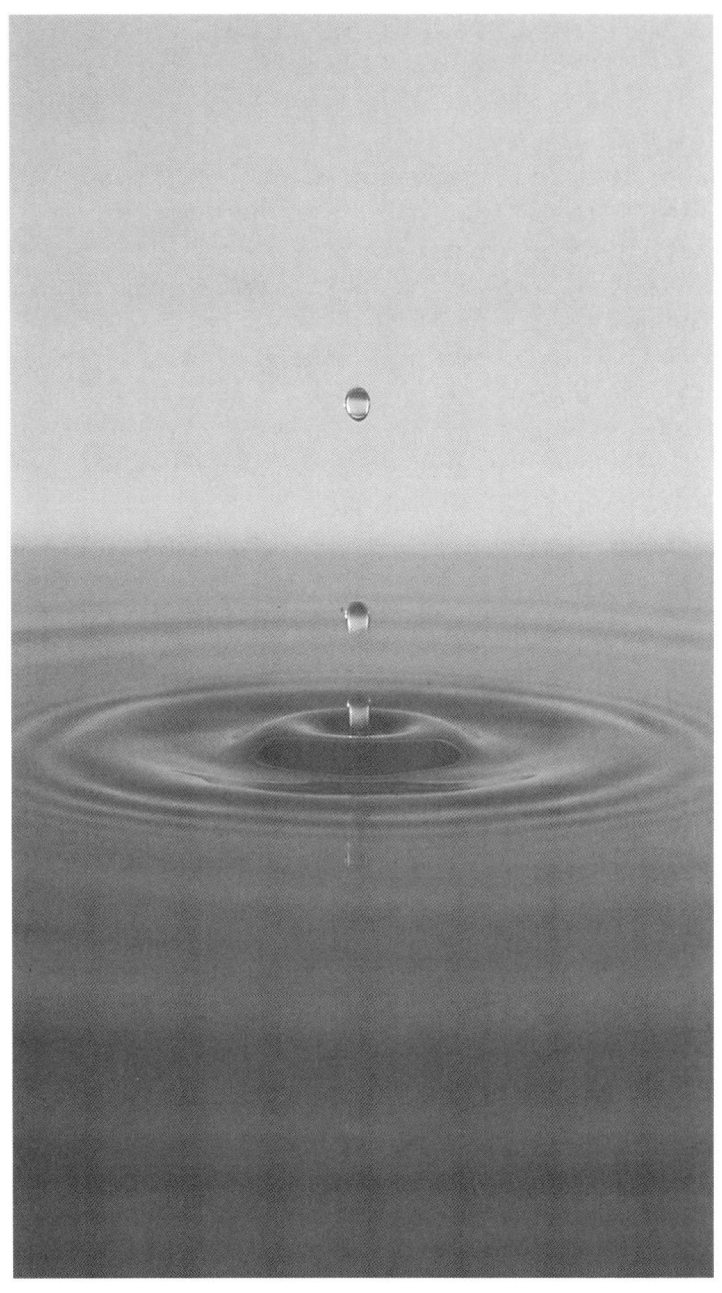

DAS PHÄNOMEN DER SENSOMOTORISCHEN AMNESIE

Beim Stressabbau kommt es darauf an, dass sich neben den Stresshormonen, die abgebaut werden müssen, auch die Muskulatur entspannen kann. Dabei ist die Entspannung der kleinen und kleinsten Muskeln, insbesondere entlang der Wirbelsäule wichtig.

Oft genug berichten mir Klienten, dass sie trotz ständiger Massage, trotz autogenem Training, trotz Gymnastik und Sport völlig verspannt sind oder Rückenschmerzen haben. Was wir bewußt an Entspannung erreichen können ist, um es auf die Muskulatur zu beziehen, nicht einmal der zehnte Teil dessen, was notwendig wäre. Von den über 600 Muskeln unseres Körpers können wir vielleicht 100 bewußt an- beziehungsweise entspannen. Was wir aber nicht wissen ist, wie wir die anderen Muskeln, die für Verspannungen verantwortlich sind, bewußt entspannen können. Also bleiben die Beschwerden bestehen. Die Muskeln können sich nämlich nur dann entspannen, wenn das elektrische Signal, beziehungsweise die Information zur Entspannung vom Gehirn kommt. Und hier sind wir bereits mitten im Thema der sensomotorischen Amnesie. Wir haben im Kapitel über Stress erfahren, dass es neben verschiedenen biochemischen Abläufen immer die Muskulatur, insbesondere die Nackenmuskulatur ist, die zuerst reagiert und sich anspannt. Wir wissen jetzt auch, dass die Muskulatur durch gehäufte Stressreaktionen eine Daueranspannung aufweisen kann. Und genau über diesen Zusammenhang wollen wir uns im Folgenden noch klarer werden.

Die Bedeutung der Rindenfelder im Gehirn

Sämtliche Informationen des Bewegungsapparates, also der aktuellen Lage und Stellung der Knochen und Muskeln laufen in bestimmten Gehirnarealen (Rindenfeldern) ein und aus. Es sind dies die sensorischen Rindenfelder für die Gefühlswahrnehmungen und die motorischen Rindenfelder für die Bewegungen. Wenn Sie mit verbundenen Augen eine Banane abtasten, werden Sie diese nach wenigen Augenblicken als solche erkannt haben, weil sie wahrscheinlich schon irgendwann einmal in ihrem Leben eine Banane in der Hand hielten, oder geschält haben. Damit ist die Information, wie eine Banane beschaffen ist und wie sie sich anfühlt im Gehirn abgespeichert. Sie spüren, dass sie sich vielleicht kühl und glatt anfühlt. Das sind Informationen, die von Ihren Fingern über entsprechende Nervenzellen aufgenommen, über Nervenbahnen zum Rückenmark innerhalb der Wirbelsäule transportiert und von da aus in die sensorischen Rindenfelder des Gehirns weitergeleitet werden. Diese Sensorik steht wiederum über Schaltungen mit den motorischen Rindenfeldern in Verbindung.

Man spricht von Rindenfeldern, weil sich in der Großhirnrinde bestimmte Zonen oder Felder einteilen lassen, die für die Sensorik und die Motorik zuständig sind. Die motorischen Rindenfelder geben die Information in den Körper weiter. Also zum Beispiel die Information, die Banane, um noch besser fühlen zu können, etwas zu drehen, oder auch zu wenden. Dies sind motorische Befehle, die vom Gehirn über das Rückenmark, über einzelne Nervenbahnen an die Muskulatur der Finger weitergeleitet werden. Die Finger, vielmehr die Hand- und Fingermuskeln, führen schließlich, sehr

Motorisches Rindenfeld

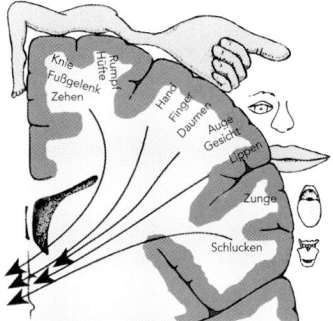

Die Einteilung der Körperregionen im motorischen Rindenfeld.
Von hier gehen sämtliche Befehle für Bewegungen über das
Rückenmark und das Nervensystem in die Muskulatur des Körpers.

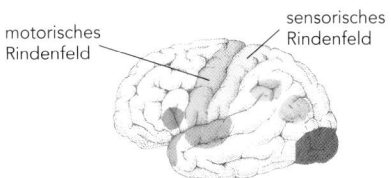

Das querverlaufende motorische und sensorische Rindenfeld.

Sensorisches Rindenfeld

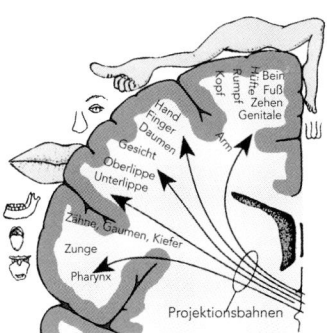

Die Einteilung der Körperregionen im sensorischen Rindenfeld.
Hier kommen alle Sinnesreize aus dem Körper an, wie zum Beispiel
die ständige Anspannung verschiedener Muskeln.

fein aufeinander abgestimmt, da Ihnen ansonsten die Banane aus der Hand fallen würde, die Bewegungen des Drehens und Wendens der Banane aus.

Zusammengefaßt läßt sich also sagen, dass es zwei Wege der Informationsübertragung gibt. Zum einen der Weg von außen nach innen, vom Körper zu den sensorischen Rindenfeldern im Gehirn (Sinnesreize). Zum anderen der Weg von innen nach außen, von den motorischen Rindenfeldern im Gehirn in den Körper (Bewegungsreize).

Sinnesreize haben also immer etwas mit unseren Sinnen, wie tasten, fühlen, sehen, schmecken, riechen, hören zu tun. Bewegungsreize hingegen machen nichts anderes als Informationen an die Muskulatur zu geben, wie sie sich zu verhalten und zu bewegen hat. Wie gesagt, alles sehr fein aufeinander abgestimmt.

Alle Informationen nehmen ihren Weg über das Rückenmark ins Gehirn, beziehungsweise umgekehrt und benutzen das Nervensystem als Informationsübertragungssystem. Das sensomotorische System ist ständig, zu jeder Sekunde über die aktuelle Bewegungslage des Körpers und jedes einzelnen der über 600 Muskeln informiert. Auch in der Nacht bewegen wir uns circa 60 bis 80 mal, da die Muskulatur dem sensorischen Rindenfeld signalisiert, dass die momentane Lage auf Dauer zu unangenehm wäre. Daraufhin gibt das motorische Rindenfeld über vom Gehirn absteigende Nervenbahnen die Information an die dafür benötigten Muskeln, den Körper in eine andere Lage zu bringen, bis dann auch diese irgendwann für die Muskulatur wieder unangenehm wird.

Sensomotorik und Stress

Die Frage ist nun, wie sich das sensomotorische System bei Stress verhält. Stress-Signale werden in der Muskulatur als Anspannung umgesetzt. Das motorische Rindenfeld hält die Muskeln so lange angespannt wie der Stress besteht. Da wir sehr häufig unter Dauerstress in allen möglichen Erscheinungsformen stehen, muß folglich das motorische Rindenfeld ständig seine Anspannungssignale an die Muskulatur senden. Warum? Wir haben im Kapitel über den Stress als Herausforderung, als Reaktion einer inneren „Habacht-Stellung", gesehen, dass es seit Jahrmillionen immer zu den gleichen Reaktionen im Organismus kommt. Es ist auch heute noch so, dass sich Stress äußerlich in der Muskulatur als Anspannung bemerkbar macht. Denn nur dann ist der Körper auch zur Abwehr bereit. Was sich verändert hat ist, dass die Anspannung nicht mehr ihren natürlichen Ausgleich in der notwendigen Entspannung findet. Muskelanspannung hat deshalb tatsächlich auch eine psychosomatische Komponente. Denn neben den alltäglichen Situationen, die Stress und damit Anspannung auslösen können, sind es insbesondere solche Stressoren, die uns im tiefsten Inneren, in der Seele treffen und uns oft nicht nur kurzzeitig, sondern über Monate oder sogar Jahre **be-last-en**, so dass wir unweigerlich mehr oder weniger „verkrampft" sind. (siehe Aufstellung Stressoren Seite 18). Je länger sich also die Stressoren hinziehen, oder je häufiger wir mit ihnen konfrontiert sind, desto länger müssen sich auch die Muskeln anspannen.

Interessanterweise nehmen wir diese Anspannung kaum oder überhaupt nicht wahr. Es kommt täglich vor, dass ich bei Klienten zwar starke Verspannungen feststelle, diese jedoch von den Klienten nicht wahrgenommen werden. Was ist der Grund für diese kuriose Situation? Wenn man davon ausgehen kann, dass Rückenprobleme meist durch muskuläre Anspannung verursacht werden, warum spüren wir dann nicht, dass unsere Muskeln angespannt sind? Der Grund ist darin zu suchen, dass das über viele Monate, oft sogar Jahre und Jahrzehnte währende, sein Gesicht zwar häufig ändernde Stresspotential dauernd die Muskeln angespannt hält. Was schließlich nichts anderes bedeutet, als dass wir uns an diesen Zustand gewöhnen. Das heißt, dass das Gefühl für die Anspannung verlorengeht, wir spüren nicht mehr, daß irgendwelche Muskeln angespannt sind. Sogar während der Nacht, können sich diese Spannungen oft nicht lösen.

Gewöhnung und die Folgen

Wenn wir jeden Tag mit den gleichen Reizen konfrontiert werden, gewöhnen wir uns daran. Unsere Muskulatur ist es, die uns einen Spiegel vorhält, da sie die unnatürlichen, stresserzeugenden Reize in Anspannung umsetzt. Die Stressreize, die zu Beginn einmal für Anspannung gesorgt haben bewirken, dass die Spannung weiter anhält oder womöglich noch zunimmt. Irgendwann wundert man sich dann über den „plötzlichen" Bandscheibenvorfall. Würden wir die Spannung in der Muskulatur bewußt wahrnehmen, wie sie auch die Wirbelsäule in eine Fehlhaltung zwingt, so könnten wir durch bewußtes Loslassen derselben leicht für Entspannung sorgen. Wir können die Muskeln deshalb nicht entspannen, weil das sensorische System immerfort nur die Information „Muskeln sind angespannt" erhält. Dadurch geht die Information für entspannte

Muskeln mit der Zeit verloren. Es ist dies nichts anderes als der Gewöhnungsmechanismus, der bei ständig gleicher Information einsetzt. Ein Mechanismus, den wir von einer anderen Sparte her ebenfalls kennen. Denn es verhält sich, wie mit allem, was wir irgendwann einmal gelernt haben und nicht ständig gebrauchen. Wer hat nicht schon die Erfahrung gemacht, komplizierte Sachverhalte lernen zu müssen, sie zu diesem Zeitpunkt auch beherrscht zu haben, aber dann, vielleicht nach Jahren des „Nichtmehrbrauchens", sie tatsächlich auch vergessen zu haben. Aber: was vergessen ist, ist noch nicht ganz verloren, sondern nur weit ins Unbewußte zurückgedrängt. Das erfahren wir dann, wenn wir uns einen solchen komplizierten Sachverhalt (zum Beispiel eine komplizierte Rechenaufgabe) nach Jahren wieder einmal ins Gedächtnis zurückrufen wollen. Wir tun uns zwar schwer, aber immerhin leichter als damals, als wir die Rechenaufgabe erstmals lernen mußten.

Ebenso verhält es sich bei dem An- und Entspannungsprinzip der Muskulatur. Der Körper kannte ursprünglich einmal den entspannten Zustand. Nur wurde diese Information im Laufe der Jahre in tiefere Schichten zurückgedrängt, da ständig die Information der Anspannung benötigt wurde. Wenn also die Information Entspannung im sensorischen System nicht mehr parat ist, hat es demzufolge auch nicht mehr die Möglichkeit, diese Information an das motorische System weiterzugeben, damit dieses für das Loslassen der verspannten Muskulatur sorgen kann.

Diesen Zusammenhang des Vergessens der Entspannung nennt man sensomotorische Amnesie (SMA).

Sensomotorische Amnesie heißt also:

Mangelndes Erinnerungsvermögen des sensomotorischen Systems.

Dabei darf nun nicht gedacht werden, es handele sich bei der sensomotorischen Amnesie um einen krankhaften Zustand. Sensomotorische Amnesie ist nichts anderes als eine den Naturgesetzen folgende Reaktion, die da heißt: was nicht gebraucht oder benutzt wird, verkümmert. Als Beispiel diene hierzu ein über Wochen eingegipster Arm. Nachdem der Gips weg ist, wird man feststellen, dass sich die Muskulatur in gewissem Grad zurückgebildet hat. Der Grund liegt im Nichtgebrauchen derselben. Das ist nicht krankhaft, sondern liegt in der Natur der Sache und kann durch gezielten Muskelaufbau wiederhergestellt werden.

Wo macht sich die sensomotorische Amnesie nun zuerst bemerkbar? Wenn wir gehört haben, dass die Nackenmuskulatur immer zuerst auf Stress reagiert, wird sie sich auch zuerst in diesem Bereich bemerkbar machen. Aber welche Ironie ist hierbei mit dem Begriff „bemerkbar machen" verbunden. Bemerkbar machen heißt in diesem Fall, dass man von der Anspannung gerade nichts bemerkt.

Sie werden sich jetzt vielleicht fragen, was denn hier getan werden könnte. Zumal Sie oder andere Ihnen bekannte Menschen vielleicht schon viel zur Entspannung der Muskulatur getan haben. Oder, wenn Sie nicht wußten, dass die Verspannung der Muskulatur für Ihre Beschwerden ursächlich verantwortlich war, werden Sie zumindest schon vieles unternommen haben, um die Beschwerden loszuwerden. Nachdem Sie jetzt aber wissen, dass es nicht einfach nur um Verspannung geht, sondern dass das Problem viel tiefer liegt, nämlich im mangelnden Erinnerungsvermögen für Entspannung im Gehirn (dem sensomotorischen System), werden Sie sagen: „Na das ist doch klar, man muß diesem System einfach wieder zu seiner Funktion verhelfen." Und Sie haben recht. Das Wichtigste, was getan werden muß, um diesen „Teufelskreis der vergessenen Entspannung" zu durchbrechen ist, dem sensomotorischen System die Möglichkeit zu bieten, sich zurückzuerinnern. Hierfür brauchen wir eine Entspannungstechnik, wie zum Beispiel die Vitametik, mit deren Hilfe es der Körper selbst schafft, die sensomotorische Amnesie zu durchbrechen.

DIE AUSWIRKUNGEN DER SENSOMOTORISCHEN AMNESIE

Die Anspannung der Nackenmuskulatur wird kompensatorisch über die Rückenmuskulatur nach unten im gegenseitigen Wechsel ausgeglichen. Würde der Körper diesem im Grunde rein physikalischen Naturgesetz des Ausgleichs nicht folgen, würden wir schief stehen. Damit dies nicht geschieht versucht die Muskulatur die Wirbelsäule in eine Position zu bringen, die es ermöglicht, aufrecht zu gehen. Das ist aber nur eine anscheinend aufrechte Haltung, denn in Wirklichkeit hat sich durch die unterschiedlichen Spannungszustände der Rückenmuskulatur die Wirbelsäule angepaßt, was nichts anderes bedeutet als eine oder mehrere seitliche Verbiegungen. Diagnose: Skoliose (seitliche Verkrümmung der Wirbelsäule). Das wiederum hat zur Folge, dass man sich leicht auf eine falsche Fährte führen läßt (siehe Abbildung Seite 64).

Nicht berücksichtigte Faktoren

Dreierlei Dinge werden dabei nicht berücksichtigt:
1. Wie ich bereits erwähnt habe, werden Knochen nicht mit Bewegungsnerven versorgt und können sich von sich aus nicht bewegen. Knochen werden immer und ausschließlich von Muskeln bewegt. Auch die Wirbelsäule verbiegt sich nicht von selbst, sondern wird von den sie umgebenden, haltenden und bewegenden Muskeln verbogen. Zuerst nur ganz minimal, was man auf keinem Röntgenbild je fest-

stellen würde, im Laufe der Zeit aber dann doch sichtbar. Laut Pschyrembel (einem medizinischen Nachschlagewerk) sind circa 80 Prozent aller Skoliosen „idiopathisch", das heißt, man kennt die Ursache nicht. Wenn Sie also hören sollten, dass sich die Wirbelsäule verbogen hat, man aber nicht sagen könnte weshalb, haben Sie hier eine Antwort.

2. Es wird nicht berücksichtigt, dass sich der Körper ständig regeneriert. Sobald sich die Muskulatur durch die vitametische Anwendung genügend entspannen kann, könnte auch die Wirbelsäule wieder in die Normalhaltung ohne Beckenschiefstand gelangen. Und sollte es nicht möglich sein, wenn das Nervensystem wieder besser arbeitet, auch die Regenerationsfähigkeit zu unterstützen?

3. Schließlich gibt es noch ein weiteres Prinzip, das völlig untergraben wird, wenn es heißt „damit müssen Sie leben". Was ich meine, ist das Prinzip der Hoffnung. Denn in dem Moment, wo dieser Satz fällt, wird in dem Menschen sehr schnell das Gefühl der Resignation erzeugt. Das Niederschmetternde, jede Hoffnung Raubende daran ist, dass sich diese Aussage so fest ins Unterbewußtsein einprägt, dass der Betroffene schließlich vollkommen davon überzeugt ist und ... nicht mehr nach Alternativen sucht. Das heißt, es wird keinerlei Anstrengung und auch kein Versuch mehr unternommen, um eine vielleicht doch noch möglich seiende Besserung der Situation herbeizuführen. Im schlimmsten Fall sitzen die Menschen zuhause in ihrem Elend, jammern vor sich hin und bemitleiden sich oft selbst am meisten. Dann ist meistens noch der physische Schmerz da, der zermürbt, wenn er über lange Zeit sehr intensiv

erlebt wird und sich auf die Psyche auswirkt, auch bei Personen, die mit dem Betroffenen in Kontakt stehen, da sie „mitleiden". Schließlich kann das gesamte Erleben des „Krankseins" manchmal lebensverkürzend wirken, da sich der Mensch in seinem Elend nicht mehr an den schönen Dingen des Lebens erfreuen kann, sondern, wenn nicht depressiv, aber dann doch frustriert sein Dasein fristet.

Glaube und Naturgesetze

Eines erscheint mir an diesem Punkt, neben dem Prinzip der Hoffnung, noch wichtig zu sein. Der Glaube. Wie oft habe ich schon gehört, dass man an die Vitametik glauben müsse. Das ist schlichtweg Unsinn. Denn an die bestehenden pysikalischen Gesetze, die wir uns bei der Vitametik zunutze machen, muß man nicht glauben, sie sind einfach. Die Kunst besteht lediglich darin, sie zum Wohle und für die Gesundheit der Menschen einzusetzen. Was viele bei der Vitametik nicht verstehen können, ist deren Funktions- und Wirkungsweise. Das liegt daran, dass es kaum noch Methoden gibt, die sich der Einfachheit der Naturgesetze bedienen. Wir haben uns daran gewöhnt, dass wir an Apparate angeschlossen werden und dass an diesen Apparaten alle möglichen Lämpchen blinken. Kurz: wir bedienen uns der Technik und vertrauen gleichzeitig darauf, dass unsere Gesundheit nur mit ihr und durch sie zu erhalten sei. Und schließlich liegt es auch daran, dass uns immer wieder und überall „eingehämmert" wird, dass die Wirbelsäule ein vollkommen statisches Organ wäre, völlig unbeweglich und dass sich eine Fehlhaltung nicht mehr so ohne weiteres korrigieren ließe. Dass dem nicht so ist, beweisen die vielen Klienten, die die Vitametik für ihre Gesundheit und ihr Wohlbefinden bereits nutzen.

Eine „krumme" Wirbelsäule und dadurch eine Fehlhaltung und auch Schmerzen bedeuten nicht, dass man sich damit abfinden muß. Das Dramatische an unserer Fehlhaltung liegt in der sensomotorischen Amnesie begründet. Wir spüren unsere Fehlhaltung nicht, wir spüren nicht, dass wir schief sind, wir merken nicht, dass wir einen Beckenschiefstand haben, außer wenn die Beinlängendifferenz allzu groß ist und vielleicht die Hose auf einer Seite zu kurz erscheint. Dass wir schief waren, spüren wir meistens erst nach der vitametischen Anwendung, wenn die Muskulatur gleichmäßig entspannt und sich ein vorhandener Beckenschiefstand ausgleicht.

Die Nerven stehen unter Druck

Eine wichtige Auswirkung der sensomotorischen Amnesie ist Druck auf das Nervensystem. Durch die einseitigen Muskelanspannungen und die daraus resultierende Wirbelsäulenverschiebung entsteht auch auf die aus der Wirbelsäule austretenden Nerven Druck. Von Druck kann hier fast nicht gesprochen werden, da dieser oft so minimal ist, dass er mit der heutigen Diagnostik nicht als solcher erkannt werden kann.

Der Minimaldruck auf Nerven wurde von einer Forschergruppe bereits in den 70er Jahren an der Universität Colorado, Boulder (USA), dokumentiert. Diesen Wissenschaftlern zufolge genügt bereits ein minimaler Druck auf einen Nerv, um Irritationen in der

Nervenimpulsübertragung zu verursachen. Sie konnten feststellen, dass schon 20 Millimeter Quecksilberdruck (mmHG) auf eine Nervenwurzel ausreichen, um die Impulsübertragung um bis zur Hälfte ihres normalen Wertes einzuschränken. Beträgt der Druck lediglich 10 mmHG fällt der Wert innerhalb von 15 Minuten sogar auf unter 60 Prozent ab. Zum Vergleich: der normale Luftdruck auf Meereshöhe beträgt 760 mmHG – und diesen spüren wir auch nicht. Oder doch? Hier scheint das Phänomen der Wetterfühligkeit greifbarer zu werden. Wenn schon ein gegenüber dem Luftdruck verschwindend kleiner Druck von 10 oder 20 mmHG ausreicht, um Irritationen im Nervensystem herbeizuführen, so liegt es nahe, dass uns auch der Luftdruck Sorgen machen kann. Obwohl die Wissenschaftler erst am Anfang ihres Verständnisses um die Auswirkungen des Wetters auf die Gesundheit stehen, zeigen sich diesbezüglich doch erste Anhaltspunkte. Und es deutet vieles darauf hin, dass der Luftdruck eine Erklärung für die Wetterfühligkeit bietet. So haben ukrainische Forscher an der Universität in Kiew herausgefunden, dass selbst geringe, zum Beispiel durch Stürme ausgelöste Luftdruckschwankungen, die Konzentration und das Denken beeinträchtigen können. Weitere Experimente zeigen, dass einige Menschen empfindlich auf Luftdruckunterschiede (auch auf minimale) beim Durchzug eines Tiefdruckgebietes reagieren.

Die Zusammenhänge zwischen Druck auf einen Nerv und der dadurch gestörten Nervenleitfähigkeit konnte auch in jüngster Zeit nachgewiesen werden. Eine Gruppe von Wissenschaftlern an der Texas Woman's University in Houston (USA) konnte 1998 die Ergebnisse der Forschungen aus den 70er Jahren mittels speziellen Reflextestungen am Arm bestätigen. Sie konnten Rückschlüsse auf minimalsten Druck auf Nervenwurzeln im Bereich der Wirbelsäule ziehen, der ansonsten mit keiner anderen Diagnosetechnik aufgespürt werden konnte.

Das Unternehmen Mensch

Das „Unternehmen" Mensch beschäftigt 70 Billionen Mitarbeiter. So viele Zellen arbeiten im menschlichen Körper. Das sind 12.000 mal mehr als Menschen auf dieser Erde leben. Jeden Tag scheiden 600 Milliarden Mitglieder aus diesem gigantischen Konzern aus, ebenso viele Zellen werden täglich neu gebildet und reibungslos wieder in das System eingefügt. Jede Sekunde führt der Körper etwa 10^{30} chemische Operationen durch – eine 1 mit 30 Nullen – Sekunde um Sekunde. Die 10^{28} Atome, die den Körper bilden, kommen und gehen und bauen unsere Gewebe und unser Blut immer wieder neu.

Unser Körper setzt sich aus über 70 Billionen (70.000.000.000.000) Zellen zusammen. Jede Zelle, jedes Organ, ja sogar jeder Organismus hat sein eigenes spezifisches und unverwechselbares Schwingungsmuster.

Schon Albert Einstein erkannte, dass Materie nichts anderes als verdichtete Energie ist. Und aus der Quantenphysik ist bekannt, dass Materie und Energie zwei untrennbar miteinander verwobene Begriffe sind. Alle Lebewesen sind nichts anderes als belebte Materie. Wir können unseren Körper als feste Substanz anfassen, alle seine Zellen, werden von Informationen aus dem Gehirn gesteuert und geregelt. Wenn man nun weiß, dass jedes Organ, jede einzelne dieser 70 Billionen Körperzellen ständig, in jeder Sekunde mit Informationen in Form von Nervenimpulsen versorgt werden muß, um optimal funktionieren zu können, kann man sich leicht vorstellen, dass es im Laufe der Zeit zu Störungen kommen kann, wenn diese Informationen infolge eines minimalen Druckes auf einen Nerv, nur ungenügend oder abgefälscht an den Zellen ankommen. Störungen, die sich nicht sofort bemerkbar machen müssen, die sich jedoch irgendwann als organische Fehlfunktion zeigen können – und kein Mensch weiß warum. Denn das Organ selbst ist ja in Ordnung und doch kommt es zu Schmerzen oder Fehlfunktionen. Grund ist die irritierte Nervenimpulsversorung aus dem Gehirn durch Druck auf irgendeinen Bereich des Nervensystems, in der Regel im Bereich der Wirbelsäule, der durch eine Fehlhaltung, beziehungsweise die Anspannung in der Muskulatur verursacht werden kann.

Unsere moderne Technik ist wohl in der Lage sehr präzise feststellen zu können, wo genau zum Beispiel ein Bandscheibenvorfall auf einen Nerv drückt, oder um wieviel Grad eine Wirbelsäule gekrümmt ist und wie stark Wirbelkörper oder andere Knochen „abgenutzt" und „verschlissen" sind, wie stark sie aufeinander reiben, miteinander verwachsen, oder gar versteift sind. In Anbetracht der hochmodernen Technik zwar gute Diagnosen, aber doch noch viel zu grob, um zum Beispiel einen Druck von nur 10 Millimeter Quecksilbersäule auf einen Nerv feststellen zu können. Was außerdem nicht festgestellt wird – und dies scheint mir noch viel wichtiger zu sein – ist der Grad der Anspannung der die Knochen haltenden und bewegenden Muskulatur.

Da Knochen mangels motorischer Nervenversorgung keine Möglichkeit haben ihre Lage von sich aus zu verändern, wäre es viel sinnvoller in der Diagnostik den Grad der Muskelanspannung festzustellen. Denn die angespannte Muskulatur macht häufig mehr Probleme als die Wirbelsäule selbst, was die Wissenschaft ja mittlerweile auch entdeckt und anerkannt hat. Wenn von Rückenschmerzen die Rede ist, ist es nicht die Wirbelsäule, die Schmerzen verursacht, sondern immer der Druck auf einen oder mehrere Nerven. Folglich ist es wichtig, nicht nur die Schmerzen mit Schmerzmitteln zu bekämpfen, sondern den Druck der Muskulatur auf das Nervensystem zu beseitigen, was durch eine gezielte Entspannung der ursächlich angespannten Muskeln des Nackenbereichs geschehen kann. Mit anderen Worten: Die Muskelanspannung, die die Wirbelsäule in ihrer Fehlhaltung hält, muß weg. Dazu genügt es nicht, wie viele schon mehr oder weniger leidvoll erfahren mußten, die Muskulatur mittels Massagen, Gymnastik und so weiter zu lockern, sondern die Information der Entspannung muß vom Gehirn, genauer vom sensomotorischen System an die Muskulatur geleitet werden können. Und das möglichst dauerhaft. Wie das genau, von der Anwendung her gesehen, funktioniert, werden wir uns im Kapitel Vitametik – eine ganzheitliche Gesundheitspflege, genauer betrachten.

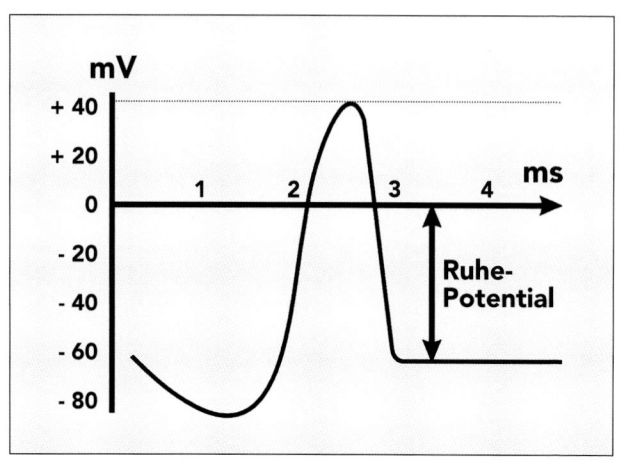

Aktionspotential eines ungestörten Nervs
(Amplitude 100 mV)

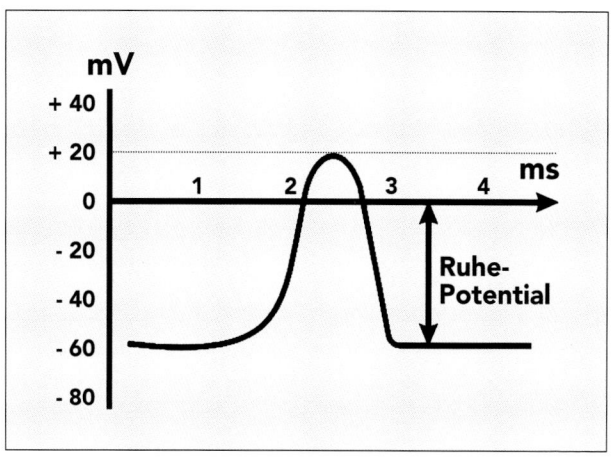

Aktionspotential eines gedrückten Nervs
(Amplitude weniger als 100 mV)

Druck auf einen Nerv wird sichtbar am verminderten
Aktionspotential. Nervenimpulse können irritiert sein und nicht
optimal an ihr Ziel weitergeleitet werden.

Besserer Informationsfluß durch Entspannung

Der Erfolg der vitametischen Entspannung liegt auf der Hand. Wenn sich die Muskulatur entlang der Wirbelsäule entspannt, was allein schon als ein Gefühl des Sichwohlfühlens beschrieben wird, vermindert sich auch der Druck auf die aus der Wirbelsäule austretenden Nerven. Die Nervenimpulse erreichen wieder die Organe, beziehungsweise jede einzelne Körperzelle, die Regeneration verbessert sich. Dies drückt sich auch in der elektrischen Reizleitung im Nervensystem aus. Bei Druck auf einen Nerv ist die Informationsübertragung nachweislich vermindert. Steht der Nerv nicht mehr unter Druck, funktioniert die Informationsübertragung wieder reibungslos (siehe nebenstehende Abbildung).

Außerdem kann sich die gesamte Statik des Bewegungsapparates verbessern, was sich insbesondere auch in einer Gleichstellung des Beckens zeigt. Es klingt vielleicht kaum glaubhaft, wenn man sich den vitametischen Impuls an der Halsmuskulatur vorstellt und dass dieser Impuls allein die gesamte Muskulatur entspannen kann. Wer sich allerdings schon genauer mit der Muskulatur beschäftigt hat und weiß, dass die Muskulatur am stärksten auf sanfte Reize reagiert, dem ist die Wirkungsweise der Vitametik verständlich. Wenn sich also der Druck auf das Nervensystem verringert, können die für jede Zelle lebenswichtigen Informationen aus dem Gehirn über das Rückenmark über die einzelnen Nerven wieder ihren Weg nehmen. Es ist im Prinzip vergleichbar mit einem Gartenschlauch. Wenn wir ihn abdrücken, wird vorne kaum noch Wasser durch die Öffnung fließen. Wir können dann den Hahn noch weiter aufdrehen, mit dem Effekt, dass trotzdem nicht viel mehr Wasser durch den Schlauch hindurch geht und es sich noch mehr staut. Erst wenn wir den Druck von dem Schlauch wegnehmen, also die Ursache beheben, kann das Wasser wieder ungehindert hindurchfließen.

Auf unseren Körper übertragen heißt das:

Ständig fließende und ungehinderte Nervenimpulsversorgung des gesamten Körpers ist absolut notwendig für unser Wohlbefinden und die Regenerationsfähigkeit.

Das Regenerationsprinzip des Körpers

Unser Körper ist von der Geburt bis zum Tode auf Regeneration eingestellt. Regeneration bedeutet ständige Erneuerung. Alte, verbrauchte Zellen sterben ab, gleichzeitig werden neue Zellen gebildet. Dies ist ein Prozeß, dessen genaue Abläufe und Hintergründe bis heute noch nicht vollständig erforscht sind. Denn unser innerstes Wesen, unsere innere Weisheit als die treibende und energiegebende Kraft wurde in der Wissenschaft bislang hartnäckig ignoriert.

Man weiß, dass sich das Blut innerhalb von circa 120 Tagen erneuert, dass das Herz 90 Tage dafür braucht, dass die inneren Organe nach 14 Monaten und letztlich der gesamte Körper nach 7 Jahren komplett „rundum erneuert" sind. Dass es ein ständiger Auf- und Abbauprozeß ist, der jederzeit, zu jeder Stunde, jeder Minute, jeder Sekunde abläuft. Welche Prinzipien diesen Prozessen zugrunde liegen ist für die Wissenschaft allerdings noch ein Rätsel. Wir bezeichnen diese Kraft als unsere Seele, als unseren Geist, als unsere Psyche. Oder, wie wir sie in der Vitametik bezeichnen, als unsere innere Weisheit. Egal wie man sie auch benennen will, es ist die Kraft, die uns am Leben hält.

Abnutzung und Verschleiß

Wie oft hört man den Ausspruch: „Das ist Abnutzung, da kann man nichts mehr machen. Mit diesen Beschwerden müssen Sie leben." Sicher, der Körper altert, wie alles in der Schöpfung dem Werden und Vergehen unterworfen ist. Er altert aber nicht so, wie man uns das so gerne glauben machen will. Abnutzung, Verschleiß, Ablagerungen, Verkalkung, versteifte Wirbel, Degeneration sieht man zwar auf den Röntgenbildern. Die Gretchenfrage lautet aber: Sind diese, so gerne als Ursachen von Beschwerden propagierten natürliche Erscheinungen, tatsächlich immer und ausschließlich die wahren Ursachen für eben diese Beschwerden? Könnte es nicht auch so sein, dass der durch die Anspannungen der Muskulatur verursachte Druck auf Nerven, beziehungsweise die angespannte Muskulatur selbst viele Ursachen von Beschwerden darstellen?

Viele Klienten brachten mir schon ihre Röntgenbilder und Befunde, die eindeutig starke Abnutzung konstatierten. Und häufig, so ganz nebenbei, mit dem Hinweis „da könne man nichts mehr machen, damit müsse man leben". Sicher, was degeneriert, also abgenutzt, verschlissen, verkalkt oder verknöchert ist, läßt sich nicht mehr in seinen Urzustand zurückversetzen. Was man aber tun kann und sollte, ist, mit Hilfe der Vitametik dafür zu sorgen, dass sich die Muskulatur entspannt.

Wenn dadurch die Klienten auch im hohen Alter beweglicher werden und sich überdies auch noch vitaler fühlen, drängt sich mir immer wieder die Frage auf, was nun die wahre Ursache der Beschwerden war. Die durch chronischen Stress angespannte Muskulatur, oder die abgenützte Wirbelsäule? Die Abnutzung wird es wohl nicht alleine gewesen sein, denn diese findet sich auf den Röntgenbildern nach wie vor.

Alter und Altern

Schon immer hat der Mensch davon geträumt, ewig leben zu können. Wenn auch die Gerontologen (Altersforscher) heute davon ausgehen, dass der Mensch durchaus ein Alter von 140 Jahren erreichen kann, stellt sich doch die Frage, ob dies auch erstrebenswert ist. Dass man zu allen Zeiten, so auch heute, die Jugend verlängern will, um dem Traum von der Unsterblichkeit näherzukommen, zeigen die vielfältig propagierten und angewandten Mittel: Jugendelixiere, exotische Heilmittel, spezielle Diäten, Bluttransfusionen, Organ- und Gewebstransplantationen, Einfrieren des Körpers, um ihn zu gegebener Zeit „wiedererwecken" zu lassen.

Kann es aber darum gehen Altersrekorde zu schlagen? Sollte das Ziel nicht vielmehr darauf ausgerichtet sein in jeder Lebensphase das optimale Maß an Gesundheit, Leistungsfähigkeit, Aufgeschlossenheit und geistiger Klarheit zu bewahren? Wäre es nicht ein erstrebenswertes Ziel ein erfülltes Altern in harmonischer Vollendung eines geschlossenen Lebenskreises zu erreichen?

In den 70er Jahren ergaben Untersuchungen im Kaukasus erstaunliche Erkenntnisse bezüglich des Alterns. Die Wissenschaftler erfaßten dabei nur Bewohner, deren hohes Alter durch entsprechende Dokumente genau datierbar war. Die Fragestellung lautete: Wie schafften es diese „Methusalems", einige waren nachweislich über 150 Jahre alt, dieses Alter zu erreichen? War es der spezielle Joghurt, die vegetarische Kost, oder umgekehrt viel Fleisch und wenig Kalorien? Nichts von all dem schien sich zu bestätigen: Weder eine strikte Diät (es wurden selbst ausgesprochen fettleibige Hundertjährige getroffen), noch strikte Abstinenz (etwa von Alkohol), noch die Abwesenheit von Krankheit (manche der Untersuchten hatten schon mehrere Herzattacken hinter sich), noch eine besonders schonende Lebensweise. Der ausschlaggebende Faktor war ihr Verhältnis zur Umwelt, mit anderen Worten der Umgang mit Stress. Es war ein Leben im aktiven Kontakt mit der Gemeinschaft – auch der Ältesten. Pensionierung gab es dort nicht. Täglich wurde nützliche, meist körperliche Arbeit verrichtet. Dabei waren die Alten von den Jüngeren anerkannt, von denen sie häufig um Rat gefragt wurden. Typische Stressoren, wie sie in der Zivilisation bekannt sind, gab es nicht. Durch die große Rolle, die hier Freude, Erfolgserlebnisse und körperliche Tätigkeit spielten, entsprach ihre natürliche Lebensweise genau den Bedingungen, unter denen die typischen Stressoren unserer Leistungsgesellschaft gar nicht aufkommen können. Der Tod trat sehr häufig durch einen Unfall oder durch eine, von Fremden eingeschleppte Infektionskrankheit ein.

Körperliches und geistiges Altern

Eine entscheidende Grundfrage bei der Thematik des Alterns lautet: Wie lange können sich die menschlichen Zellen teilen? Die Zellen bilden das Material, aus dem unser Organismus aufgebaut ist. Logischerweise hängt also unsere Lebenserwartung davon ab, wie oft sich die

Zellen teilen. Eine zentrale Rolle scheinen hierbei Schädigungen von Zellbestandteilen zu spielen, die durch freie Radikale (instabile Sauerstoffmoleküle) hervorgerufen werden. Hier zeigt sich wieder der Ringschluß zum Stress. Denn diese freien Radikale kommen natürlicherweise im Körper vor und entfalten erst bei übermäßigem (stressbedingten) Vorhandensein ihre schädliche Wirkung.

In der neuesten Forschung beschäftigt man sich mit dem genetischen Aspekt des Alterns. Dieses scheint in Verbindung zu stehen mit der Veränderung des genetischen Materials, also der Veränderung der Gene.

Bei allen Forschungen und angebotenen Verjüngungsmethoden fehlt es jedoch an einer entscheidenden Überlegung, der Einbeziehung der den Körper belebenden Seele. Dass der Körper aufgrund naturgesetzlicher Vorgänge altert ist eine Sache. Die Frische, die Wachheit und Offenheit „alter" Menschen eine ganz andere. Wenn uns die Natur auch eine gewisse Grenze für das Körperliche setzt, die wir in unseren zivilisierten Ländern bei weitem nicht ausnutzen (können), so spielt doch die Lebendigkeit der Seele oder inneren Weisheit eine ganz andere, meines Erachtens sogar viel wichtigere Rolle. Kennen wir nicht alte Menschen, die in ihrem inneren Wesen jung geblieben sind? Und kennen wir nicht junge Menschen, die in ihrem inneren Wesen alt und träge wirken? Das alles hat nichts mit dem Körper, sondern mit der inneren Lebendigkeit der Seele zu tun. Je mehr wir uns in „Äußerlichkeiten" und in den Alltagsstress einbinden lassen und je weniger Nahrung wir unserer Seele gönnen, desto schneller altern wir innerlich. Und das scheint mir der viel wesentlichere Punkt zu sein. Nicht die Jahre des Körpers machen das wirkliche Alter aus, sondern die Wachheit, beziehungsweise Trägheit der inneren Weisheit.

Wenn man „junge Alte" nach dem Grund ihrer Jugendlichkeit befragt, so bekommt man häufig zur Antwort, dass sie eben „gut" gelebt hätten. „Gut zu leben" bedeutet, ein, von höherer Warte aus gesehen, „richtiges" Leben zu führen. Ein Leben, das im Rahmen der Schöpfungsgesetze rückwirkend der persönlichen Entwicklung und Vervollkommnung dient. Thomas Hanna hat es so ausgedrückt: „Die Jugend ist ein Stadium, das wir hinter uns bringen müssen, wenn wir größer, tiefer und vollkommener werden. Wenn wir nicht begreifen, dass das Leben und das Altern ein Prozeß von Wachstum und Entwicklung ist, werden wir die Grundprinzipien des Lebens nie verstehen. Auch bleibt uns verschlossen, was Jugend eigentlich bedeutet: ein explosives Sehnen danach, sich zu seinen vollen Möglichkeiten zu entwickeln und über sich selbst hinauszuwachsen. Durch den Verlust dieser Sehnsucht vergessen wir die Grundprinzipien des Lebens und fangen an, eine falsche und oberflächliche Vorstellung von der Jugendlichkeit zu verherrlichen."

Pablo Casal und seine Geschichte

Der weltberühmte Musiker Pablo Casal hat seine Sicht vom Altern und vom Arbeiten sehr schön beschrieben. Er drückt dabei vieles aus, was mit dem „in der Seele jung bleiben" zu tun hat:

Ich bin jetzt dreiundneunzig Jahre alt, also nicht gerade jung, jedenfalls nicht mehr so jung, wie ich mit neunzig war. Aber Alter ist überhaupt etwas Relatives. Wenn man weiter arbeitet und empfänglich bleibt für die Schönheit der Welt, die uns umgibt, dann entdeckt man, dass Alter nicht notwendigerweise altern bedeutet, wenigstens nicht altern im landläufigen Sinne. Ich empfinde heute viele Dinge intensiver als je zuvor, und das Leben fasziniert mich immer mehr.

Unlängst überbrachte mir mein Freund Sascha Schneider einen Brief, den eine Gruppe sowjetischer Musiker aus dem Kaukasus an mich gerichtet habe. Er lautete:

„Lieber, hochverehrter Maestro! Ich habe die Freude, Sie im Auftrage des Georgisch-Kaukasischen Orchesters einzuladen, eines unserer Konzerte zu dirigieren. Sie werden der erste Musiker Ihres Alters sein, dem die Auszeichnung zuteil wird, unser Orchester zu leiten. Niemals in der Geschichte dieses Orchesters haben wir es einem Manne gestattet, uns zu dirigieren, der weniger als hundert Jahre alt war – alle Orchestermitglieder sind über hundert! Aber wir haben von Ihrem Dirigiertalent gehört und meinen, in Ihrem Falle, unbeschadet Ihrer Jugend, eine Ausnahme machen zu sollen. Wir erwarten umgehend Ihre Zusage. Fahrtkosten werden ersetzt. Auch für die Kosten Ihres Aufenthalts werden wir aufkommen. Hochachtungsvoll Astan Schlarba, Präsident, 123 Jahre alt."

Mein Freund Sascha liebt es, einem Streiche zu spielen. Der Brief, den er selbst geschrieben hat, war so einer. Allerdings gibt es im Kaukasus wirklich solch ein Orchester, dessen Mitglieder alle über hundert Jahre alt sind. Es sind an die dreißig Musiker, die regelmäßig Proben abhalten und Konzerte geben. Die meisten sind im Hauptberuf Bauern, die noch immer auf ihren Feldern arbeiten. Der älteste unter ihnen, Astan Schlarba, baut Tabak an und reitet (wilde) Pferde zu. Alle sind prächtige Kerle, denen man die Vitalität so richtig ansieht. Trotz ihres Alters haben diese Musiker nichts von ihrer Lebensfreude eingebüßt. Wie erklärt sich das? Ich glaube nicht, dass man sich bei der Antwort einfach auf ihre körperliche Konstitution berufen darf oder auf das einzigartig günstige Klima, in dem sie leben. Es liegt vielmehr daran, wie sich diese Männer zum Leben überhaupt stellen; ihre Arbeitsfähigkeit beruht, glaube ich, in hohem Maße auf der Tatsache, dass sie überhaupt noch arbeiten. Arbeit erhält jung. Ich denke jedenfalls nicht im Traume daran, mich trotz meiner dreiundneunzig Jahre zur Ruhe zu setzen, jetzt nicht und später nicht! Ruhestand – welch befremdliche Vorstellung. Schon der Gedanke daran ist mir unfaßbar. Meine Arbeit ist mein Leben, ich kann eines vom andern nicht trennen. Sich zur Ruhe setzen heißt für mich soviel wie sich zum Sterben anschicken. Jemand, der arbeitet und sich nicht langweilt, ist auch nicht alt. Nie im Leben! Arbeit und das Interesse für Dinge, die Interesse verdienen, sind die besten Heilmittel gegen Alter. Jeden Tag fühle ich mich wie neugeboren, jeden Tag fange ich wieder ganz von vorne an.

Ich sehe nichts Besonderes in der Tatsache, dass ich im Alter von elf Jahren Künstler war. Ich hatte angeborenes Talent und Musik im Leibe, das ist alles. Mein persönliches Verdienst ist es nicht. Das einzige, dessen wir uns rühmen dürfen, ist ja nicht unser Talent, sondern, was wir daraus machen. Darum dringe ich bei jungen Musikern auch immer darauf: Bildet euch ja nichts ein auf euer Talent! Dafür könnt ihr nichts; nur was ihr daraus macht, zählt. Talent ist eine Gottesgabe, haltet sie in Ehren, anstatt sie in den Schmutz zu ziehen oder zu verschleudern. Arbeitet, arbeitet unermüdlich an diesem eurem Talent, hegt es und pflegt es!

Ein Leben ausgefüllt
                    mit Arbeit,
                    eine Arbeit
                    ausgefüllt **mit Leben.**

DIE SCHMERZGEPLAGTE GESELLSCHAFT

Wer gesund ist, denkt nicht daran, wer krank ist, leidet darunter: Schmerz!

Geht es um Schmerzen, sprechen Experten inzwischen von einer „Epidemie". Allein von der Zivilisationskrankheit Nummer eins, den Rückenschmerzen, sind nahezu neunzig Prozent der Bevölkerung betroffen. Wer noch nie im Leben Rückenschmerzen hatte, gehört damit zu einer kleinen Minderheit von zehn Prozent der Deutschen. Bei Umfragen gab jeder dritte Erwachsene an, gerade Rückenschmerzen zu haben, siebzig Prozent berichten über Schmerzen im vergangenen Jahr. Bei etwa zehn Prozent bleiben die Schmerzen chronisch und sind daher schwer beeinträchtigt. In nahezu jeder Leistungsstatistik unseres Gesundheitswesens, angefangen bei der Arbeitsunfähigkeitsstatistik über Rehabilitationsmaßnahmen bis zur Frühberentung, nimmt der Rückenschmerz eine führende Position ein. Dabei handelt es sich bei mehr als der Hälfte der Fälle um „unspezifische" Störungen, bei der aus medizinischer Sicht keine eindeutigen körperlichen Ursachen festzustellen sind.

Dreißig Prozent der vorzeitig gestellten Rentenanträge werden mit Beschwerden am Bewegungsapparat begründet. Allein auf den Rücken entfallen davon sechzig Prozent.

Eine EU-weite Befragung des Fraunhofer-Instituts von Arbeitnehmern scheint diese Zahlen zu bestätigen. Dabei fallen auf Rückenschmerzen, Stress und allgemeine Erschöpfungszustände allein knapp achtzig Prozent aller Gesundheitsbeschwerden.

Alarmierende, aber gleichermaßen traurige und erschreckende Zahlen. Denn wieviel Leid sich hinter

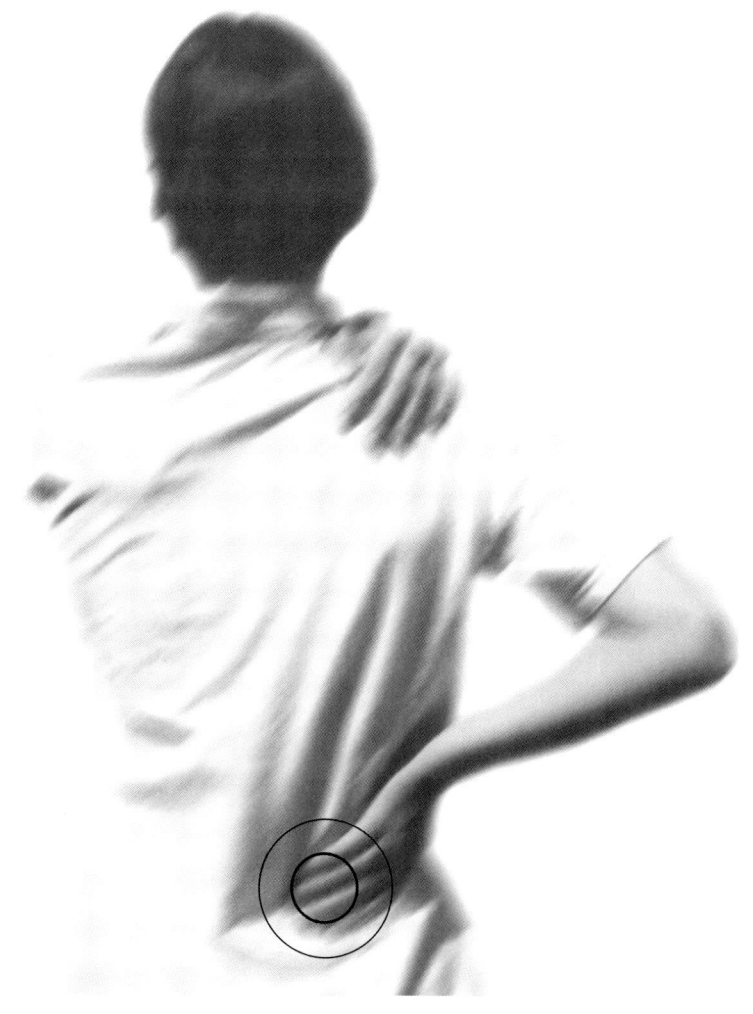

ihnen verbirgt, ist aus den „toten" Statistiken nicht ersichtlich. In einer Arbeitswelt, die einem schnellen Wandel unterworfen ist, werden immer mehr Menschen krank. Die Umfrage des Fraunhofer-Instituts zeigt, dass sich die Zunahme körperlicher und psychischer Beschwerden nicht nur auf Deutschland beschränken, sondern auf ganz Europa.

Chronische Schmerzen

Insbesondere den Menschen mit chronischen Schmerzen muß erhöhte Aufmerksamkeit gewidmet werden.

Bei diesen Menschen ist zu berücksichtigen, dass der gesamte Prozeß von fehlgeschlagenen Behandlungen, Enttäuschungen, wieder neuen Behandlungsversuchen und ... vielen Krankheitstagen begleitet ist. Dabei immer wieder neu Hoffnung schöpfend, die nur allzu oft enttäuscht wird. Viele Betroffene resignieren. Teilweise haben sie frühzeitig einen Rentenantrag gestellt und ziehen sich zurück. Viele sind ganz oder teilweise vereinsamt. Sie leiden unter Ängsten und Depressionen und sind damit in einen „Schmerzteufelskreis" geraten. Diese Patienten werden häufig als „psychisch krank" eingestuft, da der Zusammenhang und die Ursachen weitgehend unbeachtet bleiben.

Die Schmerz-Chronifizierung

Die Schmerz-Chronifizierung, also die zeitliche Abfolge des Schmerzprozesses, läßt sich in vier Stufen beschreiben:

Stufe eins: Abwehr

Die erste Stufe, die Tage bis Wochen dauern kann, wird begleitet von Abwehr, Bagatellisieren und Verleugnung der Schmerzen. Die Betroffenen haben Gedanken wie „... wird schon nicht so schlimm sein ...", „... das ist nicht möglich ...", „... ist doch bald wieder vorbei ...".

Stufe zwei: Wut

Die zweite Stufe ist gekennzeichnet von Ärger und Wut und hält meist für einige Wochen an. „Warum muß das ausgerechnet mir passieren?" „Warum gerade jetzt?" „Warum dauert das so lange?" „Das kann ich jetzt gerade gebrauchen." Dies sind die Gedanken, die den Betroffenen mit chronischen Schmerzen in diesem Stadium beschäftigen.

Stufe drei: Resignation

In der dritten Stufe treten dann über Monate oder sogar Jahre deutliche Merkmale der Resignation bis hin zur Depression zutage. Hier beginnt oftmals der soziale Rückzug. Der Betroffene wird „unausstehlich" für sich und seine Umgebung, denn Schmerz zermürbt. Er wird immer passiver, er kehrt sich von anderen Menschen ab, aber auch andere Menschen kehren sich von ihm ab. Möglicherweise tauchen Gedanken an Selbstmord auf.

Stufe vier: Neuorientierung

In dieser letzten Stufe der Verzweiflung versuchen die Betroffenen ihre Schmerzen mehr oder weniger erfolgreich in das weitere Leben zu integrieren. Sie versuchen ihren Alltag, ihre Ziele und Zukunftspläne mit der Schmerzbehinderung zu vereinbaren. Diese Stufe ist meist nur mit Hilfe anderer zu erreichen.

In allen Stufen, insbesondere aber in dieser letzten, ist es besonders wichtig, die Hoffnung nicht aufzugeben.
Denn oft genug haben sich dann doch noch Möglichkeiten ergeben, wenn der Betroffene weiter auf der Suche nach möglichen Alternativen geblieben ist.

Einige Zahlen und Fakten

Zahlen über das Ausmaß chronischer Schmerzen sind rar.
1997 litten, einer repräsentativen Umfrage der Betriebskrankenkassen zufolge, 33,5 Millionen Menschen ab 14 Jahren an Rückenschmerzen, wovon allein vier Millionen angaben, täglich unter Beschwerden zu leiden. Eine andere Studie über chronische Schmerzen ergab, dass 1991 von insgesamt 32 Millionen Menschen, die in einem Quartal ihren Arzt aufsuchten, circa sieben Millionen von chronischen Schmerzen betroffen waren. Das sind über 20 Prozent aller Patienten. Diese

Zahlen zeigen, dass nahezu ein Viertel der Patienten chronische Schmerzen hat, die damit zu den kostspieligsten, belastendsten und verbreitetsten Gesundheitsbeeinträchtigungen gehören. Neuere Zahlen belegen, dass die Tendenz sogar noch weiter steigt. Die sogenannten direkten Kosten für Untersuchungen und Behandlungen betragen jährlich etwa 10 Milliarden Mark. Die indirekten Kosten für Umschulungen, Frühberentungen und Krankheitstage machen dagegen 25 Milliarden Mark pro Jahr aus. Modellrechnungen der Bundesanstalt für Arbeit bezifferten die Kosten für die Wiederherstellung der Gesundheit erkrankter Mitarbeiter im Jahre 1996 allein in Deutschland jährlich mit rund 70 Milliarden Mark.

Während 1991 noch 12 Millionen Arbeitsunfähigkeitstage auf das Konto von Rückenschmerzen gingen, sind es inzwischen (im Jahr 2000) an die 70 Millionen (man beachte den extremen Zuwachs von 600 Prozent innerhalb eines Zeitraumes von nur neun Jahren). Weitere alarmierende Zahlen über die Selbstmordrate und den „Schmerztourismus" verdeutlichen die Brisanz, aber gleichermaßen auch die Hilflosigkeit, nicht nur in der Medizin sondern auch in der Gesellschaft.

Jährlich begehen in Deutschland ungefähr 2.000 bis 3.000 Menschen mit chronischen Schmerzen Selbstmord. Bevor ein Betroffener an eine kompetente Stelle gelangt, hat er durchschnittlich zehn Jahre Krankheitsgeschichte mit Behandlungsversuchen von acht verschiedenen Fachärzten über sich ergehen lassen. Achtzig Prozent dieser Menschen haben während dieser Zeit mindestens einmal im Krankenhaus gelegen. Ein Drittel wurde wegen seiner Schmerzen meist ohne nennenswerten Erfolg operiert.

Das Schmerzgedächtnis

Das Fatale ist, je mehr Zeit ins Land geht, desto fester brennt sich der Schmerz ein. Hierbei spielt es auch keine Rolle mehr, um welche Art von Schmerzen es sich handelt, oder was die Ursache dafür war. Der Schmerz als solcher hinterläßt im Nervensystem eine Spur, die sich tief ins Schmerzgedächtnis einbrennt. Nervenzellen vom Rückenmark bis zum Gehirn „lernen" den Schmerz. Das Gehirn reagiert selbst auf andere, einfachste Reize mit Schmerzsignalen und die Pein wird chronisch. Es reicht jetzt schon eine leichte Berührung, Wärme, Kälte oder Dehnung aus, um als Schmerzimpuls registriert und als unangenehm empfunden zu werden.

Wie wir im Kapitel über die sensomotorische Amnesie gesehen haben, kann das Gehirn prinzipiell auch wieder vergessen, was es einmal gelernt hat. Demnach müßte das Schmerzgedächtnis auch wieder „gelöscht" werden können. Dies ist allerdings nicht ganz einfach. Was sich neben medikamentösen Therapieformen, die allerdings von immer mehr Patienten abgelehnt werden, zu bewähren scheint, sind Entspannungstechniken. Diese Techniken, wozu auch die Vitametik gehört, funktionieren aber nur dann, wenn sie auch nach innen gerichtet sind. Das heißt, sie müssen eine Entspannung im Nervensystem erreichen, damit nicht nur eine gewisse Stress-Stabilität erzielt wird, sondern weitergehend mit der Zeit auch der Schmerz aus dem Schmerzgedächtnis ausradiert wird.

Hier noch ein Statement des Leiters für medizinisch-wissenschaftliche Grundsatzfragen einer großen Krankenkasse in der Sendung FAKT des MDR im März 1999. Er bringt das ganze Dilemma, in dem sowohl die Schulmedizin, als auch das gesamte Gesundheitssystem steckt, auf einen Nenner:

„Die Behandlung von Rückenschmerzen kostet die Volkswirtschaft jährlich 35 Milliarden Mark. Dennoch wird nicht so behandelt, wie es dem internationalen Kenntnisstand entspricht. Schonung wird noch immer dort empfohlen, wo Aktivität notwendig wäre (und umgekehrt). Es ist ein Umdenken der behandelnden Ärzte erforderlich, damit letztendlich die Therapiequalität für die Patienten verbessert wird und Einsparungen auch in Höhe von Milliarden Mark realisiert werden können. Meine Forderung: Wissenschaftliche Erkenntnisse konsequent umsetzen! Bei der Behandlung von Rückenschmerzen ist eine fachgruppenübergreifende Zusammenarbeit erforderlich. Die Behandlung ist nicht nur ein orthopädisches Problem, weil wir wissen, dass auch soziale und psychische Belastungen Rückenbeschwerden auslösen können. Insofern ist es erforderlich nicht nur Spritzenserien im Mittelpunkt zu haben, die möglicherweise eine orthopädische Praxis am Leben hält. Es geht letztendlich darum, die Behandlungsqualität der Patienten zu verbessern, wie dies auch in Therapieempfehlungen oder Leitlinien dargestellt ist. Wir müssen also dafür Sorge tragen, dass die Qualität stimmt. Hier gibt es vieles zu verbessern."

Die aufrechte Haltung

Mit der Aufrichtung vom Affen zum Menschen fiel der Wirbelsäule die wichtige Aufgabe zu den Körper zu stützen und ihn „aufrecht" zu halten. Der aufrechte Gang des Menschen ist nicht nur ein Segen, sondern auch eine Kunst, die ihresgleichen in der Natur sucht. Sind doch am Gehen an die 100.000 Nervenstränge in der Wirbelsäule beteiligt, die die circa 40 Muskeln jedes Beines mit Informationen versorgen.

Diese „Aufrichtung" war vom anatomischen Aufbau her auch problemlos gegeben, obwohl sie in der heutigen Wissenschaft oft als Grund für Rückenbeschwerden angeführt wird. Doch allein schon die wahrhaft geniale sogenannte Doppel-S-Form der Wirbelsäule, entkräftet diese irrige Ansicht. Der wahre Grund ist anderweitig zu suchen.

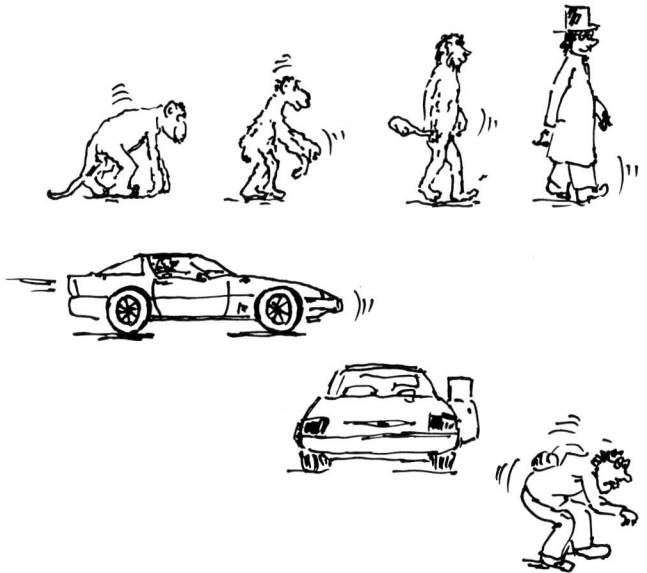

Die Entwicklung zum „aufrechten" Gang.

Stress hat Muskelanspannung, insbesondere der Nacken- und Rückenmuskulatur zur Folge. Diese Muskelanspannung zieht wiederum, wie wir bereits gesehen haben, Disbalancen der Wirbelsäule nach sich, woraufhin auch die aus der Wirbelsäule austretenden Nerven unter „Spannung" geraten. Hierdurch kommt es zu Irritationen in der Reiz- und Informationsweiterleitung aus dem Gehirn in den Körper. Druck und Spannung auf das Nervensystem und eingeschränkte Nervenimpulsversorgung beeinträchtigen die Regenerations- und Selbstheilungskräfte des Körpers. Was allerdings weit schlimmer ist und bisher von der Wissenschaft völlig ignoriert wurde, ist der Umstand, dass der innerste Kern des Menschen, unsere innere Weisheit, die das Zentralnervensystem (Gehirn und Rückenmark) als Werkzeug für die irdische Betätigung nutzt, in ihrer Funktion eingeschränkt wird.

Insofern resultiert Krankheit und Unwohlsein aus der fehlenden Möglichkeit der inneren Weisheit, den Körper ständig hundertprozentig zu steuern, zu kontrollieren und zu koordinieren.

Wunderwerk Gehirn

Ein paar interessante Daten über das Wunderwerk Gehirn als wichtiges und nützliches Werkzeug für unsere innere Weisheit. Über seine Vielfältigkeit und Fähigkeiten kann man nur staunen.

Das Gehirn:

- Besteht aus ca. 100 Milliarden Zellen (Neuronen).
- Wäre jede Gehirnzelle so groß wie ein Sandkorn (sie ist natürlich viel kleiner), würde man damit einen ganzen Lastwagen brauchen, um sie alle zu fassen.
- In 1 Kubik-mm Gehirn (das Gehirn hat 1.400 Kubik-cm) beträgt das Netz der Verlängerungen der Gehirnzellen fünf Kilometer.
- Würden alle Zellen des Gehirnes mit ihren Fortsätzen aneinandergereiht, so gäbe dies eine lange Kette, die 20.000 mal den Äquator der Erde umschließen könnte.
- Jede der 100 Milliarden Gehirnzellen kann Signale von 10.000 anderen Gehirnzellen erhalten. Die Gesamtzahl der dadurch möglichen Verbindungen und Anschlüsse – was der Arbeitsmöglichkeit des Gehirns entspricht – ist so hoch, dass es unser Vorstellungsvermögen weit übersteigt. Um diese Verbindungen alle zu zählen, eine pro Sekunde, würde man, Schätzungen zufolge, ca. 32 Millionen Jahre brauchen.
- Pro Sekunde verarbeitet das Gehirn 10 Millionen Reize, um ständig über den Stand der Vorgänge im Körper „im Bilde" zu sein.

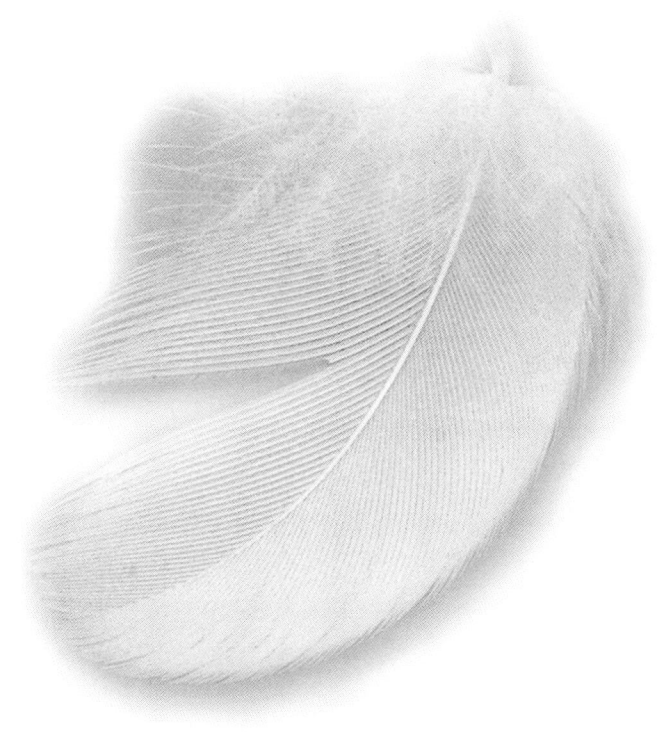

DIE NOTWENDIGE ENTSPANNUNG

Wenn wir in unserem Alltag Entspannung erreichen, schätzen wir sie als angenehmen Zustand. Wir unterschätzen sie aber in ihrer gesundheitsfördernden und stressausgleichenden Wirkung. Je höher der Anteil an Stressfaktoren bei verschiedenen Krankheitsbildern ist, desto hilfreicher und wichtiger ist die Entspannung der Muskulatur. Da jeder Mensch auf seine eigene, individuelle Weise auf Stress reagiert, ist es schwierig die oft sehr versteckten Stressquellen ausfindig zu machen und daraus reaktionsorientierte Handlungsweisen zum Abbau von Stress zu definieren. Stress kann allerdings durch die Beeinflussung der Reaktionen, insbesondere der Muskelanspannungen, bekämpft werden. Hier hat es sich erwiesen, dass ganzheitliche Entspannungsverfahren und -techniken nützlich sind. Sicherlich müssen viele Menschen auch ihren Lebensstil verändern, da eine gesunde Ernährung, Bewegung, Sonnenlicht und ein gesunder Wechsel zwischen Anspannung und Entspannung, einen Großteil einer erfolgreichen Stressbewältigung ausmacht.

Eine weitere, wichtige Hilfe bietet hierbei die Vitametik. Bei zahlreichen Störungen, bei denen Stress die Hauptkomponente bildet, hat sich die regelmäßige und systematische vitametische Entspannung als besonders wirksam erwiesen. So hat die vitametische Entspannungsreaktion nicht nur einen Erholungs- und Regenerationseffekt, sondern sie hat auch positive „Nebenwirkungen" auf die Psyche. Dies wiederum hat eine doppelte körperliche Wirkung zur Folge: Sie hilft nicht nur dabei die körperlichen Beschwerden in Schach zu halten, sondern sie stärkt gleichzeitig die Leistungsfähigkeit des Immunsystems.

Die regelmäßige vitametische Anwendung verändert langfristig auch die Biochemie des Körpers, insbesondere die Ausschüttung der Stresshormone Adrenalin und Cortisol. Oft habe ich mich gefragt, woran es liegen könnte, wenn Klienten immer wieder davon berichten, dass sie nach einigen vitametischen Anwendungen nicht mehr in dem Maße stressanfällig wären als zuvor. Der Grund ist folgender: Ein „gestresster" Körper produziert im Verhältnis höhere Mengen an Stresshormonen, um den Blutdruck und die Herzfrequenz zu regulieren. Gleichzeitig reagiert er mit Muskelanspannung (Kampf-Flucht-Prinzip). Sich wiederholende vitametische Entspannungsreize bilden allmählich eine Art Blockade gegen diese Hormone und deren negative Wirkung bei stressbedingter erhöhter Ausschüttung. Gleichzeitig wird, wie im nächsten Kapitel noch auszuführen sein wird, eine Entspannung im Vegetativum ausgelöst. Es wird sozusagen eine Stressbremse eingebaut. Wir sind dann durch Stress nicht mehr so leicht aus dem Gleichgewicht zu bringen. Die für die ständige Aufrechterhaltung der Muskelanspannung benötigte Energie kann vom Körper wieder sinnvoller eingesetzt werden. So wird im allgemeinen die Leistungsfähigkeit zunehmen. Hinzu kommen die sich positiv auf die Psyche auswirkenden Langzeitwirkungen der regelmäßigen vitametischen Entspannung: Verminderung von aggressiven Zuständen, sowie Herabsetzung der Anfälligkeit gegenüber Ärger und Feindseligkeit.

VITAMETIK – EINE GANZHEITLICHE GESUNDHEITSPFLEGE

Die Definition der Vitametik

Vitametik setzt sich aus zwei Wortstämmen zusammen. Zum einen ist der Begriff „Vita" enthalten, der aus dem lateinischen kommt und mit „Leben" übersetzt wird. Zum anderen ist noch eine Abkürzung von „Kosmetik" enthalten. Kosmetik kommt ursprünglich von Kosmos, aus dem griechischen, was Ordnung und Harmonie des Weltalls bedeutet. So kann Vitametik also übersetzt werden mit **Ordnung und Harmonie des Lebens.**

Vitametik versteht sich demgemäß als eine ganzheitliche Methode, die wieder Ordnung und Harmonie in die Lebenskreisläufe des Körpers bringt. Aus dieser Definition erkennen Sie vielleicht schon, dass Vitametik nicht einfach nur eine Entspannungstechnik wie viele andere ist, sondern dass es hier viel weiter geht, nämlich auch in tiefere Schichten des menschlichen Bewußtseins. Denn wir wollen ja nicht nur Entspannung erreichen, sondern dem Körper auch die Chance geben, mit Stress besser umgehen zu können. Viele Klienten berichten nach einigen Anwendungen, ohne dass sie dieses subjektive Gefühl näher beschreiben können, von einer Verbesserung ihres Wohlbefindens, einer Ausgeglichenheit und Gelassenheit. Aber auch von einem inneren und äußeren Gleichgewicht, weil schließlich durch die Entspannung die Statik des Bewegungsapparates so weit wie möglich zurückgewonnen werden kann. Wie so vieles wurde auch diese Technik bereits in den 80er Jahren aus den USA nach

Europa „importiert", nachdem sich ein Schweizer Arzt intensiv damit auseinandergesetzt und in der eigenen Praxis über viele Jahre erprobt hatte. Insbesondere in der letzten Zeit, in der sich die Auswirkungen unseres „bequemen" Lebensstils immer mehr bemerkbar machen und die Suche nach Alternativen stattgefunden hat, finden mehr und mehr Menschen zu dieser Methode und integrieren sie in ihre **persönliche Gesundheitspflege**.

Wir haben uns intensiv mit den Zusammenhängen von Stress, Muskelanspannung und sensomotorischer Amnesie, Nervensystem und Wirbelsäule beschäftigt. Wenn sich, ausgelöst durch jede Art von Stress, die Muskulatur im Bereich des Nackens zuerst anspannt, dann ist die logische Konsequenz, dass diese ursächliche Anspannung der Nackenmuskulatur zuerst und vor allem anderen behoben werden muß. Deshalb setzt der Vitametiker genau dort seinen Entspannungsimpuls. An den Muskelansätzen der Nackenmuskulatur am Hinterkopf. Dies ist gleichzeitig die wichtigste und einzige Stelle am ganzen Körper, wo es ohne Umwege einen direkten Kontakt zwischen der Muskulatur, dem vegetativen Nervensystem und dem sensomotorischen System gibt. Und dies ist auch die Stelle, wo die Muskulatur des gesamten Körpers ihren Ausgang nimmt (siehe Abbildung Seite 60).

Der Anwendungsablauf

Zwei Dinge sind von entscheidender Bedeutung. Auf welcher Halsseite die Spannung am stärksten ist und wie sich dies über die Rückenmuskulatur nach unten zum Becken hin auswirkt.

Der Vitametiker muß die Kunst des feinfühligen Tastens beherrschen. Denn nur so kann er die Spannung der Nackenmuskulatur am Kopfansatz differenziert wahrnehmen. Um herauszufinden, wie sich diese Spannung über die gesamte Rückenmuskulatur fortsetzt, wurde ein spezieller Beintest entwickelt. Hierzu liegt der Klient auf einer speziell für die Vitametik konzipierten Anwendungsliege auf dem Bauch. Der Beintest zeigt an, wie es durch meist jahre- beziehungsweise jahrzehntelange Muskelanspannung, zu einer Schiefstellung des Beckens gekommen ist.

Der Vitametiker achtet demnach auf zwei Faktoren: auf die seitenunterschiedliche Spannung der Nackenmuskulatur und auf die Auswirkung dieser Spannung über den Rücken auf das Becken. Diese Spannung zeigt sich beim Beintest als Beinlängendifferenz. Die meisten Beinlängendifferenzen dürften gar nicht als solche bezeichnet werden, da die Beine gleich lang sind. Unterschiedlich ist lediglich die Stellung des Beckens aufgrund der seitenunterschiedlichen Muskelspannung entlang der Wirbelsäule (siehe Abbildung Seite 64).

Hat der Vitametiker nun die Spannung ertastet und den Beintest durchgeführt, erfolgt im Anschluß daran der Entspannungsimpuls. Dieser wird folgerichtig exakt an dem Punkt ausgelöst, wo der Vitametiker die Maximalspannung ertastet hat, wo also die Spannung der Muskelansätze im Bereich des Hinterkopfes und des ersten Halswirbels am stärksten ausgeprägt ist. Nur wenn sich diese Spannung, die ursächlich vielleicht schon über viele Jahre und Jahrzehnte besteht, auflöst, hat der Körper die Möglichkeit die restlichen Muskeln zu entspannen.

Das Gesetz der Bewegung

Um ein Verständnis für die technische Ausführung des Impulses zu erhalten, müssen wir uns der Theorie eines altehrwürdigen aber immer noch hochaktuellen Physikers bedienen. Isaac Newton (1642–1727), der sein Leben ganz der Wissenschaft gewidmet hatte, ist noch heute bei den Physikstudenten so lebendig, wie eh und je. Er bereitet viel Kopfzerbrechen, weil seine Gesetze noch heute die vollste Gültigkeit haben und deshalb auch im Physikstudium voll integriert sind. Aber nicht nur in der Physik, sondern auch in anderen Wissenschaftsgebieten, wie in der Optik, machte Newton bemerkenswerte Entdeckungen. So sind heute, dreihundert Jahre später, die Teleskope nach wie vor nach seinen Prinzipien aufgebaut.

Naturgesetze haben zu jeder Zeit vollste Gültigkeit. Sie waren immer gleich und werden immer gleich bleiben. Ein Beispiel: wenn vor zwei Millionen Jahren ein Apfel vom Baum fiel, dann fiel er damals in der gleichen Geschwindigkeit im gleichen Winkel auf den Boden als heute. Dies bedingen die Naturgesetze der Bewegung und des freien Falls, die immerfort gleich bleiben. Ein Apfel, der dem jungen Isaac Newton beinahe auf den Kopf fiel, war es auch, der ihn seinerzeit inspiriert haben soll, sich intensiv mit der Schwerkraft und dem freien Fall zu beschäftigen. Diese zunächst theoretisch klingenden Gesetze sind für uns heute auch bei der Vitametik maßgeblich. Aber nicht nur theoretisch, sondern sie finden in dem Impuls, der von dem Vitametiker gelernt und gekonnt ausgeführt wird, ihre praktische Anwendung.

Newton definierte in seinem Buch „Principia" drei Axiome oder Gesetze der Bewegung:

1. Jeder Körper verharrt in seinem Zustand der Ruhe, sofern er nicht durch eine auf ihn einwirkende Kraft zur Änderung seines Zustandes gezwungen wird.

2. Die Bewegungsänderung ist der einwirkenden Bewegungskraft proportional und geschieht in Richtung der geraden Linie, in der jene Kraft einwirkt. Die Geschwindigkeit, welche eine gegebene Kraft in gegebener Materie und Zeit erzeugen kann, ist direkt der Kraft und Zeit und indirekt der Materie proportional. Je größer die Kraft oder die Zeit, oder je kleiner die Materie ist, desto größer wird die erzeugte Geschwindigkeit.

3. Der Einwirkung ist die Rückwirkung immer entgegengesetzt und gleich.

In der Vitametik werden diese drei Gesetze wie folgt zusammengefaßt:

Eine minimale Kraft, ausgelöst in einem freien Fall mit hoher Geschwindigkeit, multipliziert sich proportional zum Fall und der Geschwindigkeit.

Dieses Gesetz, das sehr kompliziert klingt, in einer einfachen Anwendung in die Praxis umzusetzen ist eine Kunst und Aufgabe des Vitametikers.

> *Fortschritt ist die Entwicklung vom Primitiven über das Komplizierte zum Einfachen.*
>
> Antoine de Saint-Exupéry

Während der Klient seitlich auf der Anwendungsliege liegt, löst der Vitametiker aus einer speziellen Körperstellung heraus reflexartig mit seinen Daumen einen sehr schnellen, kaum wahrnehmbaren Impuls im seitlichen Halsmuskel aus, direkt an dessen Muskelansatz am Warzenfortsatz und direkt über dem seitlichen Fortsatz des ersten Halswirbels.

Die Geschwindigkeit ist ausschlaggebend

Für den vitametischen Impuls ist eine hohe Auslösungsgeschwindigkeit erforderlich, um die Trägheit der Muskulatur zu überwinden und um damit auch die Reizweiterleitung über das Nervensystem zu nutzen. Hohe Geschwindigkeit bedeutet in diesem Fall, dass der Impuls mit einem „Speed" von weniger als 200 Millisekunden ausgelöst wird. Manche Vitametiker lösen den Impuls sogar mit 30 bis 50 Millisekunden aus. Eine Geschwindigkeit, die sich schwerlich vorstellen läßt.

Ein Vergleich aus dem Reich der Insekten soll die Dimension, um die es sich hier handelt, veranschaulichen. Will sich eine Gottesanbeterin ihre Beute holen, schnappen ihre Fangarme binnen 42 Millisekunden zu. Dieses Zuschnappen erfolgt für unsere Augen so schnell, dass wir es nur als ein extrem kurzes, reflexartiges Zucken wahrnehmen können.

Ein anderes Beispiel: Registriert eine Schabe eine bedrohliche Erschütterung, ist sie nach 40 Millisekunden geflüchtet, ebenfalls für unsere Augen kaum wahrnehmbar. Dies ist die Geschwindigkeit mit der der Vitametiker arbeitet und Spannungen lösen kann. Es geht auch nur so. Würde der Impuls zu langsam ausgelöst werden, wäre die Effektivität und der Erfolg der Entspannung geringer, beziehungsweise würde ganz ausbleiben.

Die muskuläre Verarbeitung des Impulses

Der seitliche Halsmuskel nimmt diesen Impuls auf, genauer, die Nervenfasern des Halsnervs. Diese werden bei dem Impuls so stimuliert, dass sie die durch den Impuls bewirkte Entspannungsinformation direkt an das Gehirn weitergeben. Dort erfolgt eine Abprüfung der Anspannung des seitlichen Halsmuskels und den mit dem Halsnerv in direkter Verbindung stehenden Muskeln und Nerven. Entsprechend der Entspannung des seitlichen Halsmuskels kommt es als eine Art Kettenreaktion zur Entspannung weiterer Nackenmuskeln, was sich in der Folge über den gesamten Rücken nach unten hin fortsetzt. Das Ergebnis läßt sich nach wenigen Minuten der Ruhe an der dann in aller Regel ausgeglichenen Beinlänge feststellen.

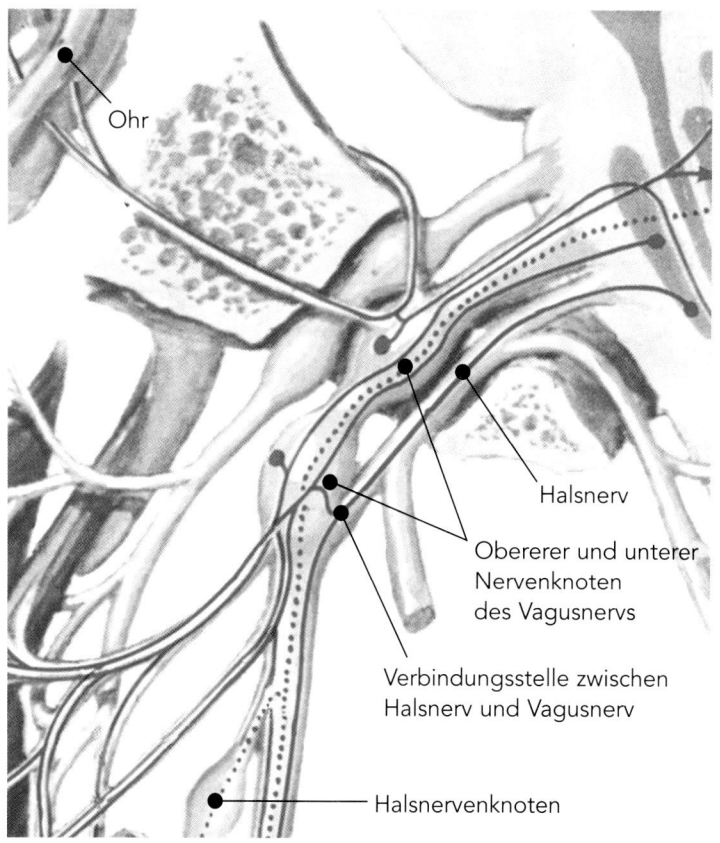

Ohr

Halsnerv

Obererer und unterer
Nervenknoten
des Vagusnervs

Verbindungsstelle zwischen
Halsnerv und Vagusnerv

Halsnervenknoten

Hier wird die Verbindung zwischen dem vegetativen Nervensystem und dem Halsnerv deutlich. Der Halsnervenknoten als wichtiger Teil des Sympathikus ist über den unteren Nervenknoten des Vagusnervs mit dem Halsnerv verbunden. Jede Stressreaktion läuft über diese Verbindung ab. Deshalb muß sich dieser Bereich der Nackenmuskulatur zuerst entspannen.

Die nervale Verarbeitung des Impulses

Zwei andere Effekte tragen maßgeblich zu diesem sehr schnell ablaufenden Entspannungsmechanismus bei:

1. Der Halsnerv steht mit dem „Stressnerv", dem Vagusnerv in Verbindung.
   Auf diesem Weg ist somit eine sofortige „Entspannung" des vegetativen Nervensystems gegeben. Dies kann sich natürlich positiv auswirken, da das Vegetativum den ganzen Körper beeinflußt. Die Empfindungen, die sich nach der Anwendung einstellen können, reichen von Wärmegefühl über Schwereempfinden bis hin zu angenehmem Kribbeln oder auch Müdigkeit.

2. Es kommt zu einer Entlastung der durch die Muskelanspannung unter Druck stehenden Nervengeflechte im Nackenbereich. Der vitametische Entspannungsimpuls bewirkt für beide Teile des Vegetativums, also sowohl für den Sympathikus als auch für den Vagus, eine Druckentlastung. Hier gehe ich nur auf die drei wichtigsten Nervenknoten dieses Bereiches ein (siehe nebenstehende Abbildung).

● Das „Ganglion cervicale superius", auf deutsch Halsnervenknoten steht in direkter Verbindung mit dem Sympathikus, ebenfalls einem „Stressnerv". Der Halsnervenknoten liegt unterhalb des seitlichen Halsmuskels, und steht, wenn dieser Muskel angespannt ist, ebenfalls unter Druck.

● Zwei Nervenknoten des Vagusnervs liegen ganz in der Nähe des Halsnervenknotens und sind sowohl mit diesem, als auch mit dem Halsnerv verbunden, der ja bekanntlich für die Anspannung von verschiedenen Halsmuskeln zuständig ist.

Die Größe dieser drei Nervenknoten ist beachtlich. Sie sind bis zu zwei Zentimeter lang und etwa einen halben Zentimeter breit.

Druck auf diese Nervenknoten bedeutet gleichzeitig Irritation im vegetativen Nervensystem. Druckentlastung hingegen bedeutet Entlastung im vegetativen Nervensystem. Die mit diesen wichtigen Nervenknoten in Verbindung stehenden Ein- und Auswirkungen auf Organe, die verwirrende Vielfalt der Nervenverbindungen ist in all ihren Einzelheiten noch gar nicht erforscht. Eines ist allerdings aufs Höchste beeindruckend und verdeutlicht auch den Erfolg, den man erreicht, wenn sich durch den vitametischen Impuls die Nackenmuskulatur entspannt. Die direkte Verbindung über den Halsnerv, der die wichtigsten Halsmuskeln versorgt, und dem vegetativen Nervensystem, das hier über die Nervenknoten angesprochen wird.

Prävention durch Entspannung

Zusammenfassend bleibt zu sagen, dass in der heutigen stressüberladenen Zeit die Priorität auf Entspannung gelegt werden und diese Entspannung das Nervensystem erreichen muß.

Erfolg kann dem allerdings nur beschieden sein, wenn es sich um einen Impuls handelt, der mit sehr hoher Geschwindigkeit ausgelöst wird, um die Reizleitung des Nervensystems zu erreichen, wie es bei der Vitametik geschieht. Nur so gelingt es unserer inneren Weisheit über das Vegetativum und über das Zentralnervensystem den Körper zu entspannen, zu steuern und zu regenerieren.

Prävention steht für den Vitametiker an erster Stelle, da bereits Kinder Stress-Symptome aufweisen. Dabei kann die Vitametik bis ins hohe Alter angewendet werden, da der Körper ständig bestrebt ist, sich zu regenerieren. Dass auch das Alter erstrebenswert sein kann, zeigen uns immer wieder die eindrücklichen Beispiele alter und glücklicher Menschen.

Dies mit Hilfe der vitametischen Pflege zu unterstützen ist das oberste und vornehmste Ziel des Vitametikers; dabei die Behandlung von Krankheiten den Ärzten überlassend und doch für die Gesundheit der Menschen da zu sein. Denn Gesundheitspflege ist nicht gleichzusetzen mit Krankheitsbehandlung.

Die Vitametik bedient sich der Selbstheilungskraft des Körpers und grenzt sich somit von der herkömmlichen Krankheitsbehandlung ab. Es ist ein ganzheitlicher Ansatz, der dort beginnt, wo sich noch lange keine Krankheit zeigt. An der Ursache. Und die liegt in der heutigen stressbetonten Lebensweise, die sich bei jedem Menschen in der Anspannung der Muskulatur bemerkbar macht.

Ursachenbehandlung anstatt Symptombekämpfung

Die Methoden, die heute zur Behandlung von Beschwerden des Bewegungsapparates angewandt werden sind zwar vielfältig, bekämpfen aber meistens nur Krankheitssymptome. So versucht man beispielsweise bei der Chiropraktik einzelne Wirbelkörper einzurenken, ohne die Muskelanspannung entlang der Wirbelsäule zu berücksichtigen.

Die Vitametik hingegen manipuliert nicht einzelne Wirbelkörper, sondern löst die ursächliche Muskelanspannung am Kopfansatz, wodurch der Körper selbstständig eine Entspannung der Gesamtmuskulatur einleiten kann.

Der Vorteil liegt auf der Hand: Es werden Ursachen angegangen anstatt Symptome bekämpft. Muskuläre und nervliche Anspannungen vermindern die Regenerationskraft des Körpers.

Nur ein entspannter Körper kann sich optimal regenerieren!

Zusammenfassung

● Durch Stress aller Art entsteht immer Muskelanspannung, beginnend im Nackenbereich. Dies kann sich bereits im Säuglingsalter abspielen, wie zum Beispiel beim Geburtsprozeß. Die Muskelanspannung des Nackens wird im Laufe der Zeit über die Rückenmuskulatur kompensiert, so dass es zu Fehlstellungen von Wirbelsäule und Becken kommen kann.

● Chronisch angespannte Muskeln können aus sich selbst heraus nicht mehr entspannen. Dies wird als sensomotorische Amnesie bezeichnet, da sich das Gehirn nicht mehr an den Zustand von An- und Entspannung erinnert.

● Da sich die Problematik zuerst in der Nackenmuskulatur zeigt, muß hier mit einer effektiven Entspannung, wie sie bei der Vitametik angewendet wird, begonnen werden. Sie muß zum Ziel haben, die Sensomotorik wieder in Gang zu bringen. Das heißt, dass diese Entspannung über das Nervensystem auch das Gehirn erreichen muß.

● Der vitametische Entspannungsimpuls, der an der seitlichen Halsmuskulatur ausgelöst wird, wirkt auf Muskulatur und Nervensystem entspannend, da er mit einer Geschwindigkeit erfolgt, die der Reizweiterleitung des Nervensystems entspricht.

● Nach Auslösen des Impulses entsteht ein angenehmes Wohlbefinden, da sich die Entspannung über das Vegetativum sofort im ganzen Körper bemerkbar macht.

● Abzulesen ist die Muskelentspannung daran, dass binnen wenigen Minuten nach Impulsauslösung kein Beckenschiefstand mehr feststellbar ist.

● Vitametik ist keine herkömmliche Heilmethode, sondern eine Gesundheitspflege. Es ist sinnvoll sie in das persönliche Gesundheitserhaltungsprogramm zu integrieren, da die Muskulatur aufgrund von ständig auftretenden Stress-Situationen immer wieder zur Anspannung neigt.

AUSBLICK

Wenn wir gesund bleiben wollen oder den Versuch unternehmen, es wieder zu werden, so müssen wir uns mit den elementaren Fragen des Lebens beschäftigen. Es genügt in unserer fortgeschrittenen Zeit nicht mehr, sich „blind" in die Hände eines anderen Menschen zu begeben, sondern wir sind aufgerufen, selbst Verantwortung für das was wir denken, reden und tun zu übernehmen.

Wenn wir über viele Jahre ungesund gelebt haben, sei es mit übermäßigem Essen, Rauchen, übertriebenem Sport, viel zu viel Arbeit, aber auch mit Nichtstun oder sonstigen, der Gesundheit entgegenstehenden Dingen (die für den Körper allesamt Stress bedeuten), dürfen wir uns nicht wundern, wenn wir krank werden. Denn das Weltgesetz oder auch Naturgesetz der Wechselwirkung, dass der Mensch das was er sät auch ernten muß, hat schon zu allen Zeiten gegolten. Beobachten können wir es in allem, was uns täglich begegnet. Es gilt heute mehr denn je wieder das richtige Maß der Dinge zu finden.

So auch bei unserer Gesundheit. An die Gesundheit sollten wir nicht erst denken, wenn wir krank sind.

Die Vitametik kann eine Hilfe auf diesem Weg sein. Sie kann uns helfen, uns von den Spannungen des Alltags zu entlasten. Sie kann uns auch helfen, ruhiger und gelöster zu werden, was wiederum eine Hilfe zu innerer Sammlung sein kann, eine Hilfe um über „das Leben" nachzudenken. Was die Vitametik weder kann, noch will, ist die Verantwortung des Einzelnen für sich und seine Gesundheit abzunehmen. Was sich durch die vitametischen Anwendungen ändern kann ist der Mensch in seiner Gelöstheit und Lockerheit. Sobald man innerlich gelöst ist, kann sich auch das Äußere lösen, also verändern und umgekehrt. Dass dies alles Zeit braucht ist selbstverständlich. Deshalb ist die Vitametik eine Gesundheitspflege, die für das ganze Leben gedacht sein kann.

Wenn Klienten nach Jahren der regelmäßigen Pflege berichten, dass sie „stabiler" geworden sind, so meinen sie damit nicht nur die Gesundheit des Körpers, sondern auch ihr inneres Wesen, das stabiler und ausgeglichener geworden ist. Das äußere Gleichgewicht, das sich in der Ausrichtung der Wirbelsäule zeigt, wirkt mit der Zeit auch nach innen.

FRAGEN ZUR VITAMETIK

1. Wie läuft eine Behandlung genau ab?

Nachdem Sie mit Ihrem Vitametiker über den Grund Ihres Besuches und über Ihr Anliegen gesprochen haben, wird er zunächst sehr feinfühlig an Ihrer Halsmuskulatur die Anspannungen ertasten, die in der Regel seitenunterschiedlich vorliegen. Um die Anspannung im Verlauf der gesamten Rückenmuskulatur zu erkennen, nimmt er anschließend einen Beintest vor, bei dem Sie auf einer speziellen Anwendungsliege auf dem Bauch liegen. Es läßt sich dadurch das muskuläre Ungleichgewicht entlang der Wirbelsäule erkennen, was sich in einem Beckenschiefstand, beziehungsweise in einer Beinlängendifferenz zeigt. Nun folgt die Impulsauslösung. Hierzu drehen Sie sich auf die Seite. Der Vitametiker löst dann mit seinen Daumen, nachdem er eine spezielle Stellung eingenommen hat, an dem Punkt der Halsmuskulatur, der die stärkste Spannung aufweist, seinen gezielten Impuls aus. Sie liegen dann noch circa fünf Minuten in dieser Position auf der Anwendungsliege. Es erfolgt noch einmal der Beintest zur Kontrolle, ob sich die Muskulatur schon so weit entspannt hat. Nach diesem zweiten Beintest kommt es zur Ruhephase in angenehmer Atmosphäre mit sanfter Hintergrundmusik zum Entspannen und Wohlfühlen. Sie müssen sich für die vitametische Anwendung nicht entkleiden.

2. Ist die Vitametik gefährlich, beziehungsweise tut die Anwendung weh?

Die Anwendung ist weder gefährlich noch tut sie weh. Sie wird im Gegenteil als sehr entspannend und angenehm empfunden, da sich direkt im Anschluß an den Impuls die Muskulatur und damit das Nervensystem entspannt.

3. Muß ich nach einer vitametischen Anwendung mit Nebenwirkungen rechnen?

Nebenwirkungen sind nach einer Anwendung nicht zu erwarten. Sie erhalten bei Ihrem Vitametiker auch keinerlei Medikamente. Hin und wieder kann es durch die schnelle Entspannung zu Reaktionen (wie zum Beispiel Muskelkater) kommen, wenn die Muskulatur bereits über längere Zeit angespannt war.

4. Wo finde ich einen Vitametiker in meiner Nähe?

Sollten Sie den Vitametik-Prospekt mit dem Adressverzeichnis nicht zur Hand haben, sind alle Adressen der praktizierenden Vitametiker im Internet aufgeführt. Die Webside lautet **www.vitametik.de**. Sie können auch die diesem Buch beiliegende Antwortkarte verwenden, oder sich direkt an den Berufsverband für Vitametik® e.V. (BVV) wenden. Die Anschrift finden Sie auf Seite 131.

5. Kann die Vitametik von jedermann, unabhängig einer Erkrankung in Anspruch genommen werden?

Da die Vitametik eine ganzheitliche Gesundheitspflege ist, kann sie unabhängig von irgendwelchen Erkrankungen in Anspruch genommen werden. Sollte sie auch, denn bei jeder Krankheit ist es wichtig einen guten und entspannten Status der Muskulatur und des Nervensystems zu erreichen, da sich der Körper dadurch besser regenerieren kann.

6. Gibt es bezüglich des Alters Einschränkungen?

Bei der Vitametik gibt es diesbezüglich keine Einschränkungen. Sie wird vom Säugling bis ins hohe Alter angewendet, da unsere innere Weisheit von der Geburt an bis zum Tod darauf ausgerichtet ist, den Körper zu regenerieren.

7. Wieviel Zeit nimmt die vitametische Anwendung in Anspruch?

Sie sollten für den ersten Besuch bei Ihrem Vitametiker circa eine Stunde Zeit mitbringen. Die Folgebesuche sind dann in der Regel etwas kürzer.

8. Wie oft muß ich zum Vitametiker gehen?

Das hängt ganz vom individuellen Körperstatus ab. Es gibt hierfür auch keine Pauschalregel. Im allgemeinen kann jedoch gesagt werden, dass es zu

Beginn sinnvoll ist vier bis sechs Termine im Wochenabstand zu veranschlagen. Im weiteren Verlauf, wenn sich die Muskulatur so weit entspannt hat, dass es zu einer Stabilisierung gekommen ist, empfiehlt es sich, die Anwendungen in größeren Abständen (alle vier bis sechs Wochen) zu wiederholen, damit sich der Zustand weiterhin stabilisieren kann. Da es sich bei der Vitametik um eine Gesundheitspflege handelt, ist es sinnvoll die Anwendungen ein bis vier mal jährlich zu wiederholen. Sie können sich dadurch ein besseres körperliches und seelisches Entspannungsniveau erhalten.

9. Soll ich neben der vitametischen Gesundheitspflege noch Sport oder Gymnastik machen?

Da unsere „innere Bewegung", also unsere Emotionen und Stimmungen, sehr stark von muskulärer An- und Entspannung abhängen, kann körperliche Aktivität als „Wunderdroge" wirken. Sie ist vielseitig, ohne Nebenwirkungen und billig, so dass sie sich jeder leisten kann. Körperliche Betätigung ist für jeden Menschen wichtig. Ohne körperliche Betätigung werden Stresshormone ungenügend abgebaut, die Beweglichkeit läßt nach, Muskelmasse bildet sich zurück. Alles Vorgänge, die dem Alter zugeschrieben werden, jedoch nicht notwendigerweise so sein müssen. Ich empfehle vielen Klienten, neben der Vitametik, sich nach ihrem individuellen Körperstatus genügend zu bewegen, wenn möglich an der frischen Luft. Es gilt allerdings auch hier, wie so oft: Übertreibung schadet! Die Mitte ist das Maß der Dinge. Bei körperlichen

Leiden mag dies vorübergehend nicht möglich oder gar schädlich sein, was aber niemanden davon abhalten sollte, sich nach der Genesungsphase wieder entsprechend der körperlichen Aktivität zuzuwenden.

10. Was kostet mich die vitametische Anwendung?

Auch hier gibt es keine pauschalen Richtlinien, da die Preisgestaltung bei jedem Vitametiker von vielerlei unterschiedlichen Faktoren abhängt. Vom Berufsverband wird die Empfehlung gegeben, für eine Erstanwendung zwischen fünfzig und achtzig Mark und für Folgeanwendungen zwischen vierzig und sechzig Mark zu veranschlagen. Die Kosten für die Anwendungen werden von den Krankenkassen nicht übernommen.

11. Muß ich an die Vitametik glauben, damit sie eine Wirkung erzielt?

Nein. Denn es handelt sich bei der Vitametik um eine rein physikalische Anwendung, die sich an den Naturgesetzen orientiert. Die Muskelentspannung funktioniert mit oder ohne Glauben.

Die Anwendung selbst bleibt in ihrer technischen Ausführung immer gleich, was die im Berufsverband für Vitametik® e.V. (BVV) organisierten Vitametiker in Fortbildungskursen auch immer wieder nachweisen. Die Vitametik ist markenrechtlich geschützt. Inhaber der Marke ist der Berufsverband.

12. Ist es unbedingt notwendig nach der Behandlung noch zu ruhen?

Hier wird sich Ihr Vitametiker auf keine Kompromisse einlassen. Denn das Nachruhen (circa 20 Minuten) nach der Anwendung trägt maßgeblich zum Erfolg der vitametischen Entspannung bei. Deshalb sollten Sie sich die entsprechende Zeit nehmen und an diesem Tag im Anschluß an die Anwendung auch keine größeren Anstrengungen, die mit Muskelanspannung verknüpft sind (schweres Heben, Sport, Gartenarbeit, Bügeln, Gardinen aufhängen usw.) unternehmen.

13. Beschränkt sich die Wirkung nur auf die Wirbelsäule und das Nervensystem?

Nein. Die Vitametik versteht sich als eine ganzheitliche Gesundheitspflege. Ganzheitlich heißt immer, dass Körper und Seele inbegriffen sind. Der Entspannungsimpuls wirkt über die Muskulatur auf das Zentralnervensystem. Da dieses das Kontroll- und Steuerungsinstrument für unsere innere Weisheit ist, wird sich die Anwendung auch immer auf den ganzen Menschen beziehen.

Berufsverband für Vitametik® e.V.
Hans-Thoma-Straße 9
69190 Walldorf
Telefon 0 62 27 / 6 15 66
Telefax 0 62 27 / 3 01 67
info@vitametik.de
www.vitametik.de

Der Film zum Buch

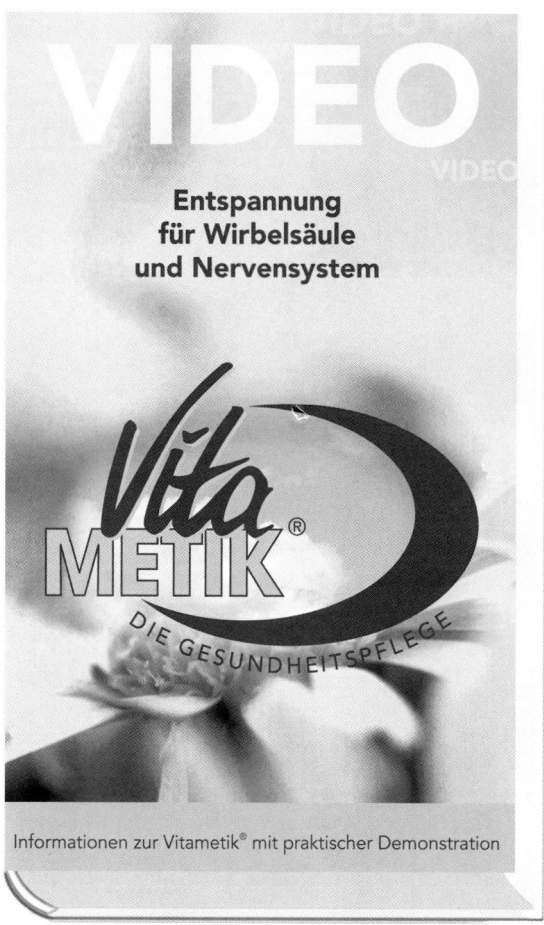

VHS Video, 22 min
Informationen zur Vitametik® mit praktischer Demonstration.
Bestellung mit beiliegender Karte, im Internet (www.vitametik.de),
oder beim ART & GRAFIK VERLAG, Fliederweg 16, 76275 Ettlingen.

Die Vitametik-CD

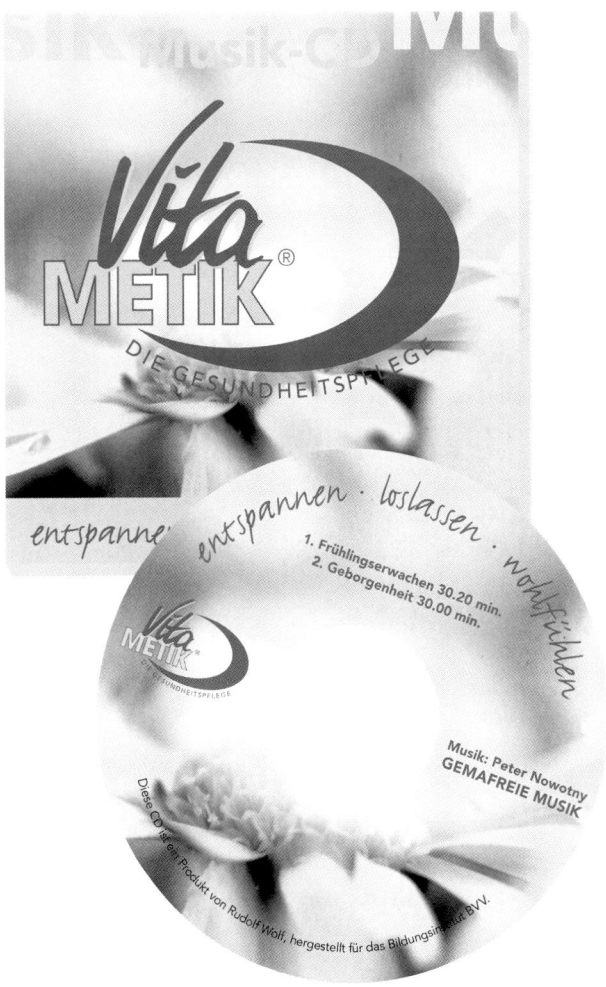

Eine Stunde Entspannungsmusik
Bestellung mit beiliegender Karte, im Internet (www.vitametik.de),
oder beim ART & GRAFIK VERLAG, Fliederweg 16, 76275 Ettlingen.

QUELLENVERZEICHNIS

Datené, Gerd und Udo: Burnout als Chance, Gabler Verlag, Wiesbaden, 1994

Dvorak, Jiri/Grob, Dieter: Halswirbelsäule, Diagnostik und Therapie, Georg Thieme Verlag, Stuttgart, 1999

Ernst, Heiko: Die Weisheit des Körpers, Piper Verlag, München

Farbatlanten der Medizin, Nervensystem I, Neuroanatomie und Physiologie, Thieme Verlag, Stuttgart, 1987

Hanna, Thomas: Beweglich sein ein Leben lang, Kösel Verlag, München, 1990

Sharpless: Neurophysiology of Nerve Compression, Colorado, 1974

Sharpless: Susceptibility of spinal roots to compression block, Bethesda, 1975

Spektrum der Wissenschaft: Biographie Isaac Newton, 1/1999

Spine journal: Cervical root compression, Texas Woman's University, 1999

Suh, Sharpless, Macgregor, Luttges: Nerve Compression, Summary of Research 1971–1973, Boulder, Colorado, 1974

Strackharn, Klaus: Nie wieder Migräne, Herbig Verlagsbuchhandlung, München, 1997

Szlezak, Nicole: Das Wechselspiel von Psyche und Immunsystem, DIE WELT-online, 6/1998

Ulmer, Günter Albert: Die Kraft des Lebens liegt in dir, Günter Albert Ulmer Verlag, Tuningen

Vester, Frederic: Phänomen Stress, Deutscher Taschenbuch Verlag, München, 1998

BILDERNACHWEIS

Wir danken den Verlagen für die freundliche Genehmigung der Abdruckrechte:

Georg Thieme Verlag KG
Dvorak, Halswirbelsäule, Diagnostik und Therapie, 1999
Farbatlanten der Medizin, Ciba Collection of Medical Illustrations, Neuroanatomie und Physiologie, 1987
Urban & Fischer Verlag
Sobotta Anatomie-Atlas, 1999
Mensch, Körper, Krankheit, Schäffler/Schmidt, 1995
Firma PCTOPIA, G. Stöcker, Ubstadt-Weiher
Archiv ART & GRAFIK VERLAG